Rituale in Alten- und Pflegeheimen

Gestaltung von Trauer- und Abschiedskultur

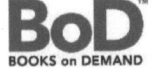

„Bedenkt: den eignen Tod, den stirbt man nur.
Doch mit dem Tod der anderen muss man leben."

Mascha Kalèko

Sabine Wöger

Rituale in Alten- und Pflegeheimen

Gestaltung von Trauer- und Abschiedskultur

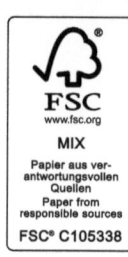

Bibliografische Information der Deutschen Nationalbibliothek:
Die Deutsche Nationalbibliothek verzeichnet diese Publikation in der
Deutschen Nationalbibliografie; detaillierte bibliografische Daten sind
im Internet über http://dnb.dnb.de abrufbar.

© 2020 Sabine Wöger
Illustration: Sabine Wöger
Veröffentlichung: Wolfgang Wöger
Herstellung und Verlag: BoD – Books on Demand, Norderstedt
ISBN: 978-3-7519-2095-7

Ein Wort zuvor

Im Zuge langjähriger Seminartätigkeit zur Thematik der würdevollen Trauer- und Abschiedskultur in Alten- und Pflegeheimen, auch durch viele Dialoge mit den Pflegenden über die steigende Intensität an Sterbe- und Ablebensprozessen in Zeiten von Personalmangel, fühlte ich mich zum Verfassen dieses Buches angeregt. Es ist für mich immer wieder berührend mitzuerleben, wie sehr das betreuende Team um die palliative Sorge von alten Menschen bemüht ist, die Würde der Menschen über den Tod hinaus wahrt, und den Hinterbliebenen tröstend zur Seite steht.

Mein Ansinnen ist es, den engagierten Pflegekräften eine Hilfestellung für die Gestaltung der Trauer- und Abschiedskultur in den Altenpflegeeinrichtungen durch Ritualarbeit zur Verfügung zu stellen.

In den Kapiteln I bis IV wird grundlegendes Wissen über die Bedeutung, Zielsetzung, Struktur und Durchführung von Trauer- und Abschiedsritualen, im Kontext der hospizlichen und palliativen Sorge um alte Menschen, vermittelt. Danach werden in Kapitel V seelsorgliche Angebote, insbesondere Möglichkeiten zur Gestaltung demenzfreundlicher Gottesdienste, dargelegt. Beachtenswerte rechtliche und organisatorische Aspekte nach dem Ableben, werden in Kapitel VI beschrieben. Das Kapitel VII befasst sich mit pflege- und betreuungsrelevantem Wissen im Hinblick auf Sterben und Tod bei Mitgliedern von einigen ausgewählten gesetzlich anerkannten Kirchen und Religionsgesellschaften.

Möglichkeiten des würdevollen Gedenkens der verstorbenen Heimbewohnenden werden in Kapitel VIII behandelt. Wie die Mitbewohnenden über das Ableben einfühlsam informiert und in ihrer Trauer begleitet werden können, steht im neunten Kapitel.

Zu den Kategorien „*Gedenken und Verabschieden*", „*Würdigung*", „*Liebe*", „*Hoffnung/Unsterblichkeit der Seele*", „*Loslassen, Trost erfahren, um Verzeihung bitten", "Segnung" und "Verabschieden des Leibes"* in Kapitel X und zu *"Seelenpflege für das betreuende Team"* in Kapitel XI werden jeweils Rituale vorgestellt. Alle Rituale beinhalten Formulierungshilfen, da an mich oftmals eine entsprechende Bitte herangetragen wird. Nicht immer können Seelsorgende anwesend sein, und nicht alle Pflegenden fühlen sich zur freien Rede berufen. Im Praxisfeld bedarf es der täglichen Balancierung zwischen vielfachen Anforderungen an die Pflegenden auf der einen Seite und den begrenzten Ressourcen auf der anderen. Bei der Konzeption der einzelnen Rituale wurde daher auf Einfachheit in der Vorbereitung und auf die Praktikabilität in der Umsetzung Wert gelegt. Die Dauer der einzelnen Rituale liegt durchschnittlich bei 15 bis 30 Minuten und kann beliebig gekürzt oder verlängert werden.

Das zwölfte Kapitel, *"Tröstendes",* weist eine Auswahl an überkonfessionellen und religiösen Texten, Gedichten und Geschichten, Bibelversen, Psalmen, Gebeten und Liedern auf.

Das letzte Kapitel, *"Achtung Kerzenflamme",* wird mit der traurigen Brandchronologie in geriatrischen Pflegeeinrichtungen eingeleitet, um in weiterer Folge brandgefährliche Situationen und Brandschutzmaßnahmen aufzuzeigen.

Ich hoffe, die ohnehin schon höchst kompetente, wertvolle und menschliche Weise, in der Pflegende den alten Menschen und ihren Angehörigen beistehen, durch die Inhalte dieses Buches bereichern zu können.

In Dankbarkeit für Ihr Interesse   *Sabine Vogel*

Inhaltsverzeichnis

8

I SPIRITUALITÄT UND RELIGIOSITÄT IM KONTEXT VON PALLIATIVE CARE

Für eine Gesellschaft, die eine körperlich-geistige Unversehrtheit und die Fähigkeit zur Leistung idealisiert, ist die Tatsache der Vergänglichkeit allen Lebens besonders schwer zu verkraften. Schnelllebigkeit, Erlebensdichte und Erfolgsdruck hinterlassen zuwendungsbedürftige Seelen. Die Bedeutung eines ruhigen Innehaltens, das Erleben von Stille und emotionaler Präsenz und die Wahrnehmung der dem Menschen innewohnenden geistig-spirituellen Kraft werden oftmals unterschätzt. Dies ist wohl mit ausschlaggebend für die Tendenz, Trauer durch Aktionismus zu bewältigen, um den (drohenden) Verlustschmerz und Trauerweg abzukürzen.

Erst wenn Verzweiflung, Trauer und Ungewissheit spürbar sind, menschlich Mach- und Verstehbares ausgeschöpft ist oder ein persönliches Ringen um Sinngebung und Transzendenz den Menschen bis an die Grenzen dehnt, eröffnet sich die Quelle des Spirituellen. Diese vermag das Leben mit Vertrauen, Hoffnung und Trost zu speisen: still und unaufdringlich.

„Spiritualität"

Der Begriff Spiritualität leitet sich vom lateinischen Wort „spiritus" ab und bedeutet „Geist", „Hauch". Die Wortbedeutung ist vielseitig und lässt unterschiedliche Deutungen zu. Menschen fühlen sich in ihrem persönlichen Erleben dann spirituell bereichert, wenn sie sich im Kern ihres Menschseins zutiefst verstanden und behütet fühlen, im Sinne eines *„Ich bin beseelt"* und *„So wie es kommt, wird es gut sein."* Spiritualität ist eine dem Menschen innewohnende geistige Kraft, die insbesondere in sensiblen Lebensübergängen und -phasen, etwa am Übergang vom Leben zum Tod, bedeutsam wird.

Spiritualität ist eine innere Einstellung, dank der ein Mensch dem Leben in einer jeden Stunde, vom Geborenwerden bis zum Sterben, versucht, in einer sinnvollen Haltung zu begegnen. In der säkularen Welt gibt es eine Spiritualität fern von einer Religionszugehörigkeit. Doch berichten ebenso religiös gebundene Menschen von tiefen spirituellen Erfahrungen, die den Glauben erst lebendig machen. Vor allem hilft Spiritualität dem Menschen bei der Suche nach einer persönlichen Sinngebung in existenziellen Lebenslagen. Unabhängig von der Konfession oder von der persönlichen Weltanschauung berichten Menschen von spirituellen Erfahrungen, die sich vor allem in der unmittelbaren zwischenmenschlichen Begegnung erschließen.

Der Arbeitskreis Seelsorge der Deutschen Gesellschaft für Palliativmedizin definiert den Begriff „Spiritualität" wie folgt: *„Spiritualität ist die dynamische Dimension menschlichen Lebens, die sich darauf bezieht, wie Personen (individuell und in Gemeinschaft) Sinn, Bedeutung und Transzendenz erfahren, ausdrücken und/oder suchen und wie sie in Verbindung stehen mit dem Moment, dem eigenen Selbst, dem Anderen/m, mit der Natur, mit dem Signifikanten und/oder dem Heiligen"* (DGP Sektion Seelsorge, 2018, S. 1). Spiritualität umfasst den Bereich der existenziellen Fragen, der persönlichen Wertvorstellungen und der spirituell-religiösen Vorstellungen und Praktiken (ebd.).

„Religion"

Religion versteht sich als ein Sinnsystem, das von einer Gemeinschaft vermittelt und getragen wird. Bestimmte Rituale, Symbole und Werthaltungen ermöglichen den Gläubigen, sich mit einem höchsten Prinzip, welches das Grundlegende und Letztgültige von Leben und Welt umfasst, zu verbinden (Weiher, 2011, S. 32).

„Gott ist der Partner unserer intimsten Selbstgespräche"
(Frankl, 2006, S. 96).

Viktor Frankl, 1905–1997, ist der Begründer der Existenzanalyse und Logotherapie. Das ist eine wert- und sinnorientierte Richtung der Psychotherapie, die stark von seinen Deportationserfahrungen durch den Holocaust geprägt ist. Frankl überlebte vier Konzentrationslager: Theresienstadt, Ausschwitz, Dachau und Kaufering II. Seine Frau Tilly, sie war ebenfalls Jüdin und wurde deportiert, kam im August 1945 im KZ Bergen-Belsen zu einem Zeitpunkt zu Tode, zu dem ein Überleben bereits möglich gewesen wäre. Sie war extrem geschwächt und wurde am Tag der Befreiung durch die Engländer zu Tode getrampelt. Bis auf eine Schwester verlor Frankl alle anderen Familienmitglieder durch den Holocaust. Diese von mehrdimensionalem Schmerz erfüllten Jahre prägten wohl seine Beziehung zu Gott, mit dem ein *„intra-personales Gespräch"* (2012, S. 56) geführt werden kann, wie er dies in seinem Werk *„Der Wille zum Sinn"* beschreibt:

„Nun, Gott – der vom religiösen Menschen intendierte personale Gott – ist letztlich nichts anderes als gleichsam das Ur-Du. Ja, er ist es so sehr und so wesentlich, dass man eigentlich gar nicht *von* ihm, in der dritten Person sprechen kann, sondern jeweils nur *zu* ihm, in der zweiten Person. Und ich weiß nicht, ob es zum Beispiel einem Menschen, der einmal, sagen wir in einem Konzentrationslager war, im Graben gestanden ist und zu Gott gesprochen hat, ob es diesem Menschen jemals wieder möglich ist, auf einem Katheder zu stehen, sagen wir in diesem Hörsaal, und *von* Gott zu sprechen als von demselben, *zu* dem er damals im Graben gesprochen hat" (Frankl, 2012, S. 56).

Die spirituelle Entwicklung meines Vaters

Ich denke an meinen Vater, der niemals religiöse Praktiken pflegte. Überhaupt war von „Gott" in meiner Familie nie die Rede. Es lief mir als Jugendliche kalt über den Rücken, als mein Vater erstmals mit mir über seinen Tod sprach: *„Wenn ich mal tot bin, dann: rein in die Kiste, Deckel zu und Erde darauf. Ende. Das wars dann."* Jahrzehnte später erkrankte er schwer. Die Krebsdiagnose trat schlagartig in sein Leben und raffte ihn innerhalb weniger Wochen regelrecht dahin. Doch in ebenso kurzer Zeit eröffnete sich in ihm eine Spiritualität, die sein ganzes Wesen umhüllte, und die ich zuvor nur dann und wann erahnt hatte. Meinem Vater war es möglich, sich in seiner körperlichen und seelischen Not hoffend einem Über-Sinn anzuvertrauen. Er schien durch das Weltliche hindurchzublicken, obwohl seine Augen meist zu Boden gerichtet waren. Dennoch „sah" mein Vater etwas viel Höheres, etwas, was uns alle übersteigt, wohl das, was wir als *„göttlich"* bezeichnen.

Wenn wir ruhig werden und uns selbst zuwenden, wenn wir *„in letzter Einsamkeit und in letzter Ehrlichkeit Zwiesprache halten mit uns selbst, ist es legitim, den Partner solcher Selbstgespräche Gott zu nennen, ungeachtet dessen, ob wir uns nun für atheistisch oder gläubig halten"* (Frankl, 2006, S. 96).

Mein sonst so aktiver Vater wurde still. Seine Wesentlichkeit, die geistige und liebende Präsenz, wurde groß und erfüllte den Raum. Wenige Tage vor seinem Ableben überließ ich mich meinen Gefühlsregungen und malte mit Acrylfarben ein Bild. Während er noch schlief, hing ich es frühmorgens in seinem Zimmer auf. Ganz ruhig betrachtete mein Vater das Bild. Eine lange Weile ließ er es auf sich wirken. Dann und wann löste sich eine Träne. Der Tumor in der Lunge verhielt sich ruhig, verschonte meinen Vater vor Luftnot und Angst. Es war, als ob die spirituelle Erfahrung die körperlichen Beschwerden meines Vaters entmachtete.

„Da, der goldene Faden, da gehts wohl hinauf", sagte er.

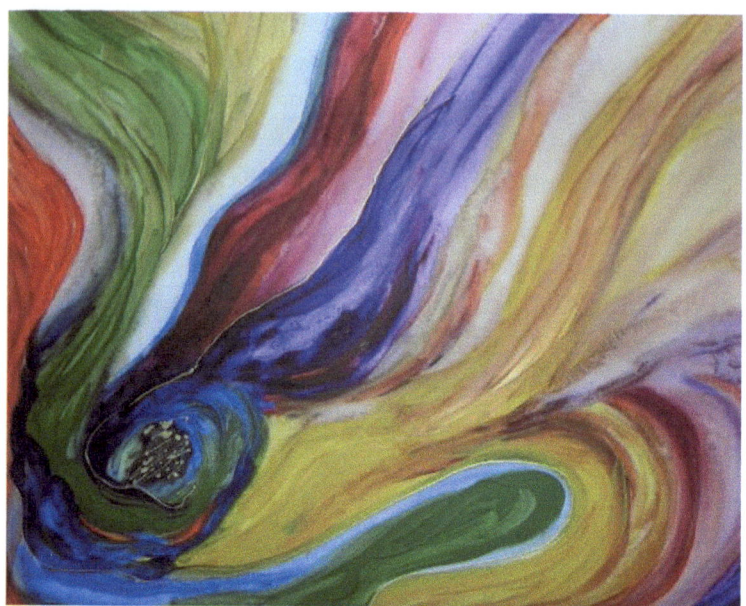

Abbildung 1: Seelenbild für meinen Vater

Beim Malen kam ich mit dem Wissen um einen ersten und letzten Halt in unser aller Leben in Berührung. Der schwarze runde Kreis, links unten im Bild, zeugt vom Schicksalhaften, von dem kein Leben verschont bleibt. Das Dunkle steht für die Versäumnisse, für die Schuld, die wir auf uns laden, für das Leiden, das uns widerfährt. Doch hineingewoben sind Spuren in Gold, die sich zu einem Faden einen, der das ganze Leben über den Tod hinaus durchzieht. Der Faden ist dünn, weil so vieles die Spuren Gottes in unserem Leben übertönt und überschattet. Doch, dieser goldene Faden ist immer da.

Durch die Verwirklichung von Einstellungswerten ist mein Vater regelrecht über sich hinausgewachsen. Jede Minute wandelte sich für ihn zu einem „kleinen Leben", das er seinen Möglichkeiten gemäß mit Sinn erfüllte. Sein Leiden ertrug er klaglos, obwohl er so sehr auf ein paar gute Jahre während seiner Pensionierung, nach jahrzehntelanger Schichtarbeit, gehofft hatte. Seiner Liebe zu mir ließ er freien Lauf und sparte auch nicht mit tröstenden Worten, wenn mich das Trauerweh wieder einmal bis in meinen tiefsten Kern erfasst hatte. Mein Vater fand am Ende seines Lebens den Zugang zu einer ihm längst innewohnenden tiefen Spiritualität.

II RITUALE IM KONTEXT VON PALLIATIVE CARE

Am Ende eines Lebens sind nicht nur körperliche Bedürfnisse zu erfüllen, auch religiöse und spirituelle Themen und Fragen gewinnen zunehmend an Bedeutung.

Die spirituelle Dimension bei Cicely Saunders

Durch die in England geborene Krankenschwester, Sozialarbeiterin und spätere Ärztin Cicely Mary Strode Saunders, 1916–2005, erfuhr der ursprüngliche Hospizgedanke eine Neubelebung. Ende der 1960er-Jahre prägte sie den Begriff „*Totaler Schmerz*" und revolutionierte damit den Umgang mit Schwerkranken. Sie beschrieb die Komplexität des Schmerzes durch das Zusammenwirken von vier Schmerzkomponenten. Demnach hat Schmerz körperliche, seelische, soziale und spirituelle Anteile. Eine nicht gesühnte Schuld kann, bei einem Glauben an einen richtenden und strafenden Gott, spirituelle Schmerzen in Form von Scham und Angst hervorrufen. Ebenso die Ungewissheit darüber, ob es eine den Menschen übersteigende und wohlwollende Macht überhaupt gibt, vermag den Geist zu beunruhigen, zu ängstigen. Nicht zu wissen, ob es die bedingungslose Liebe und eine letzte Gerechtigkeit gibt, kann der Erfahrung von spirituellem Heil entgegenstehen. Saunders wollte von der jüdisch-christlichen Tradition einen Bogen zu einer universalen Offenheit gegenüber Menschen mit je unterschiedlichen Überzeugungen spannen und erachtete einen überkonfessionellen Betreuungsansatz von Palliative Care für selbstverständlich. Auch in der von der Weltgesundheitsorganisation vorgelegten Definition von Palliative Care von 1990 kommt die Bedeutung der Spiritualität der Erkrankten zum Ausdruck: „[…] *Palliative Care* […] *integrates the psychological and spiritual aspects of patient care*" (S. 11).

Weil es je nach Disziplin eine Vielzahl und zugleich kontrovers dis-
kutierter Definitionen zum Ritualbegriff gibt, mutmaßen Schäfer
und Wimmer, ob das Ritual *„einen irreduziblen Kern von Unbestimmtheit
trägt, die seine Definition bisher so schwierig gemacht hat"* (1998, S. 9). Das
lateinische Wort „ritus" bedeutet „heiliger Brauch" oder „Sitte"
(Langenscheidt, 2019). Im übertragenen Sinne sind damit Zeremonien oder Gewohnheiten im Allgemeinen gemeint. Der weiter ge-
fasste Begriff des Rituals führt in die christliche Kultpraxis, wonach die christliche Liturgie an sich als ein Ritual zu verstehen ist.
Das Ritual wird einerseits mit Wiederholbarkeit und Tradition kon-
notiert, andererseits ist damit auch etwas Kreatives und Transfor-
mierendes gemeint (Wildt & Gerhards, 2016, S. 2).

Rituale prägen unser Leben in sämtlichen familiären, religiösen,
kulturellen, politischen und wirtschaftlichen Kontexten. Im Kontext von Palliative Care haben sie eine immens wichtige und viel-
fältige Bedeutung für Menschen in jedem Lebensalter: für die Erkrankten, für die An- und Zugehörigen, für die Betreuenden, für
die Mitbewohnenden bzw. -patient*innen und schließlich für die
Trauer- und Abschiedskultur einer Gesellschaft.

Nicht zu wissen, wann der Tod in das eigene Leben oder in das
von geliebten Menschen tritt, ist ein anthropologisches Phänomen.
Oftmals kommt er zu einer Unzeit oder entgegen der Natur, etwa
wenn Kinder vor den Eltern sterben. Ich frage mich, ob es einen
geeigneten Zeitpunkt des Ablebens überhaupt geben könnte, hätten wir die Möglichkeit, diesen selbst zu wählen. Wenn wir auch
darum bemüht sind, durch eine gesunde Lebensweise Krankheiten
vorzubeugen, durch Hightech-Medizin das Leben trotz schwerster
Erkrankung zu verlängern und den Tod hinauszuzögern, so ist er
doch etwas Vorgegebenes und entzieht sich jeglichen Bemühens,
ihm zu entkommen. Den Umstand, dass der Mensch um die Begrenztheit seiner Existenz weiß, erleben die einen als Tragik, andere wiederum als Chance zur Intensivierung des Lebens, da

Wesentliches eher verwirklicht statt aufgeschoben wird. Für jene, die über kein stabiles und intrinsisch verankertes Glaubensfundament verfügen, liegt eine oftmals lebensbegleitende Herausforderung darin, mit der Radikalität der Todesexistenz und der Unbeeinflussbarkeit derselben durch den Menschen zurechtzukommen.

Trauerreaktionen sind demnach häufig von Erschütterung und Betroffenheit, Verzweiflung und Orientierungslosigkeit, Reue, von Erschöpfung, Unruhe, Wut, Erleichterung, Scham und Angst begleitet und brauchen einen besonderen Umgang. Auch dann, wenn uns die Angst vor der Endlichkeit durch die Fülle dramatischer Berichterstattungen zu überschwemmen droht, vermag ein Ritual übermäßige Ängste zu verringern, das Vertrauen in das Leben zu stärken, den Glauben an einen Über-Sinn und die Hoffnung auf ein Weiterleben zu intensiveren. Rituale ebnen den Weg, uns als Seiende in einem umfassenden Dasein zu erfahren.

Rituale unterstützen in sensiblen Lebensphasen

Neben den gesellschaftlich üblichen und religiös motivierten Ritualen wie Taufe, Erstkommunion und den traditionellen Gebräuchen zur Oster- und Weihnachtszeit gibt es auch Rituale für konkrete Anlässe. Sie sind situativ einmalig und können in sensiblen Lebensphasen und -übergängen durchgeführt werden. Abschied und die wandelnde Kraft der Trauer charakterisieren diese Zeiten, die die Pforten des Neubeginns in einer inneren gereiften Haltung öffnen. Wenn Kinder Erwachsene werden, aus dem Elternhaus ausziehen und ihre Sorgen mit den Partner*innen und nicht mehr mit den Eltern teilen, gilt es, Abschied zu nehmen. Das Bisherige bedarf eines versöhnten Loslassens, um sich für das Künftige bereit zu machen und lebensbejahend in die Zukunft gehen zu können. Der Beginn der Menopause markiert eine biologische Wende im Leben einer Frau und macht bewusst, dass bereits zwei Drittel der Lebenszeit verstrichen sind. Aber auch der Verkauf einer Immobilie, die wegen einer Ehescheidung nicht mehr zu finanzieren ist, bedeutet mitunter einen materiellen Schmerz, den es zu betrauern gilt, um im neuen Heim innerlich anzukommen. Wenn Schicksale, ob von Menschen oder Tieren, uns zwar nicht direkt betreffen, dennoch Trauer und Fassungslosigkeit in uns hervorrufen, helfen Rituale. Einerseits dienen sie uns selbst, um mit der Realität immenser Tragik weiterleben zu können. Andererseits bereichern sie die geistige Welt durch begleitendes und mitfühlendes Dasein oder auch durch das Gebet für die Betroffenen. Bei dem von Oktober 2019 bis März 2020 wütenden Buschfeuer in Australien kamen nicht nur Menschen ums Leben, es verendete, laut Schätzungen zu Jahresbeginn 2020, etwa eine Milliarde Tiere. In einem Ritual anlässlich dieser und ähnlicher Katastrophen, ich denke hier beispielhaft an die Zerstörung der artenreichen Ökosysteme durch (gelegte) Brände im Amazonas-Regenwald, gebe ich ein Quäntchen meiner Wut und Ohnmacht ab, um letztlich in mir die Hoffnung auf tragfähige politische Entscheidungen und zeitnahe Aufforstung der Wälder wieder zu stärken.

Rituale bieten darüber hinaus auch in Zeiten gesellschaftlicher Verunsicherung Orientierung und Sicherheit. Ein Ritual ist mit einem Gefährt vergleichbar. Wir können unsere Seelenregungen durch das Gefährt eines Rituals in das Erleben transportieren und dadurch die seelische Energie er-*fahr*-bar machen. Ein auf eine bestimmte Person oder Personengruppe gezielt zugeschnittenes Ritual kann ein erster und bedeutender Schritt in Richtung einer heilsamen Bearbeitung des Erlebten sein. Ritualbegleitende im palliativen Kontext gehen einfühlsam auf die Bedürfnisse und Wünsche der Betroffenen ein, beachten diese bei der Vorbereitung und Durchführung von individuell ausgerichteten Ritualen.

III RITUALTHEORIE

Interdisziplinäre Ritualforschung

Das Feld der „*Ritual Studies*" ist ein interdisziplinäres Forschungs-feld, das Form, Inhalt, Funktion und Merkmale von rituellen Handlungen aus verschiedenen Perspektiven beschreibt, beispiel-haft aus der soziologischen, anthropologischen, theologischen und psychologischen Perspektive. Nachstehend werden die Arbeiten der beiden Ritualtheoretiker Arnold van Gennep und Viktor Tur-ner vorgestellt.

Ritualphasen nach van Gennep

Arnold van Gennep, 1873–1957, war ein Ethnologe und Ritualthe-oretiker. In seinem Werk „Les Rites de Passage", das bedeutet „Übergangsriten", von 1909 legte er die Ergebnisse seiner Unter-suchungen über Rituale in verschiedenen Kulturen dar (Gennep, 1986). Demnach haben Rituale drei Phasen:

Die *Trennungsphase* steht am Beginn des Rituals und dient dem Her-austreten aus dem Alltäglichen und dem Ankommen in einem kon-zentrierten Aufmerksamkeitszustand. Diesen Vorgang bezeichnet er als *„Separationsritus" (erste Phase)*.

Die *Schwellen- oder Übergangsphase* ist durch die Teilnahme am eigent-lichen Ritual gekennzeichnet. Die Teilnehmenden erfahren sich erstmals in einer neuen Rolle und Identität. Der Gang über die Schwelle vollzieht sich zwischen der Wirklichkeit, die war und nicht mehr ist, und jener, die kommt und noch nicht ist *(zweite Phase)*.

In der *Wiedereingliederungsphase* erfolgt der aktive Schritt ins Neue, etwa die Wiederaufnahme in eine Gemeinschaft nach Übernahme einer neuen Rolle oder Identität. Symbolische und kollektive Handlungen brauchen Zeit, um im Hier und Jetzt wirksam zu wer-den *(dritte Phase)*.

Viktor Turner, 1920–1983, war ein bedeutender Religionsethnologe und Ritualtheoretiker. Die Anfänge seiner Ritualtheorie finden sich in seinen Feldforschungen bei den Ndembu im nordwestlichen Sambia. Im Zuge zweier Aufenthalte zwischen 1950 und 1954 widmete er sich einem klassischen Thema der Sozialanthropologie und studierte die soziale Integration der Ndembu-Dörfer. Er stellte fest, dass die soziale Organisation der Ndembu die Entstehung von Konflikten geradezu förderte und zu *„sozialen Dramen"* (Förster, 2003, S. 2) führte. Am Anfang eines solchen Konfliktes stand immer ein verdeckter Bruch in der sozialen Struktur, der sich schließlich zu einer offenen Krise steigerte. Neben politischen und rechtlichen Prozessen beobachtete er auch rituelle.

Anhand von zwei Ritualen einer zentralafrikanischen Stammesgesellschaft entwickelte er seine Kategorien des Schwellenzustandes, *„liminality"*, und der sozialen Gemeinschaft, *„communitas"*, welche für die Anthropologie und ebenso für die allgemeine Gesellschaftstheorie bedeutsam wurden. Die Phase der Reintegration stand dabei laut Turner nicht immer am Ende eines solchen Prozesses (Förster, 2003, S. 1–2).

Er folgte van Genneps Modelltheorie und wandte sich besonders der mittleren Ritualphase zu. Diese bezeichnete er als die Phase der *„Liminalität"*. Sie findet dann statt, wenn der Passageritus durchlaufen ist und eine Person nicht mehr die ist, die sie früher war, und noch nicht jene, die sie später sein würde (Förster, 2003, S. 2). Die *„Communitas"*, die Erfahrung menschlicher Gemeinschaft, entwickelt sich zwischen den Teilnehmenden eines Rituals während der liminalen Phase und verleiht dem Ritual seine transformatorische Kraft. Wird diese für die Teilnehmenden nicht spürbar, handelt es sich um eine Zeremonie und nicht um ein Ritual. In der Phase der Liminalität werden keine Unterschiede in Bezug auf Status oder soziale Hierarchie wirksam, stattdessen ausschließlich die Gleichwertigkeit des Menschen, vergleichbar mit einer klösterlichen

Gemeinschaft. Communitas entsteht laut Turner gerade dort, wo die soziale Struktur fehlt (Förster, 2003, S. 5–6).

Für Turner sind Communitas und Struktur zeitlich begrenzte und aufeinander dialektisch bezogene Phasen des sozialen Lebens. Wird die Geschichte über einen längeren Zeitraum betrachtet, ist zu erkennen, dass sich Zeiten der Communitas und der Struktur immer wieder abwechselten. Wurde die Gleichheit der Gemeinschaft betont, entstand unweigerlich der Druck, mehr Struktur zu schaffen. Und war diese wiederhergestellt, verstärkte sich das Bedürfnis, sie durch mehr Communitas auszugleichen (Turner, 1969, S. 129). Gegensatzpaare von Communitas und Struktur sind beispielsweise Gleichheit und Ungleichheit, Brüderlichkeit und Hierarchie, Übergang und Bestandswahrung, Dynamik und Statik, Existenzialität und Vernunftorientierung, Schweigen und Sprechen, religiöses Wissen und technisches Know-how (Förster, 2003, S. 5).

Kulturelle Erfahrungen werden durch Symbole vermittelt und beleben die, im Alltag verborgene, Kreativität (Förster, 2003, S. 11). Symbole sind die Bedeutungsträger des Ritus. Turner bezeichnete sie auch als *„Speichereinheiten"* der Kultur (1968, S. 1–2). In den *„dominanten Symbolen"* fließt ein, was für die Gesellschaft wichtig ist, und sie helfen, sich der ethischen, moralischen und/oder religiösen Überzeugungen bewusst zu werden (Förster, 2003, S. 11).

Religion hatte für Turner zwei Seiten. Einerseits die des Glaubens, der sich kognitiv-sprachlich fassen und ausdrücken lässt, andererseits die Praxis des Ritus. Rituelle Handlungen gewinnen dann einen anderen ontologischen Status, wenn sie sich auf übernatürliche Wesen oder Vorstellungen beziehen. Diese Transzendenz macht sie gemäß Turner zu religiösen Handlungen und für die Handelnden bedeutsam (Förster, 2003, S. 8–10).

Eine weitere Beobachtung ist, dass Menschen, die gemeinsam eine Liminalität durchliefen, einander mitunter ein Leben lang verbunden bleiben.

Im palliativen Kontext erleben Pflegekräfte dies beispielsweise dann, wenn sie eine abschiedliche Waschung und Aufbahrung eines verstorbenen Menschen, gemeinsam mit den Angehörigen, vornehmen, siehe Kapitel VI, „*Nach dem Ableben*" und dort das Ritual „*Die Seelenhülle verabschieden*". Über Jahre hinweg bleiben die Ritualbegleitenden den Angehörigen in Erinnerung, erhalten beispielsweise an wichtigen Gedenktagen Kartengrüße.

„Rituale bedürfen der Planung, Regie und Aktivität der Beteiligten,
entziehen sich aber zugleich in wesentlichen Punkten
ihrer intentionalen Verfügung" (Schäfer & Wimmer, 1998, S. 12–13).

Die Autoren unternahmen den Versuch, jene Merkmale eines Rituals synoptisch zusammenzufassen, die einem weitverbreiteten Ritualverständnis in den Kultur- und Sozialwissenschaften entsprechen. Demnach gelten Rituale als *„kulturelle Äußerungen, die ihren Sinn in der Erhaltung und Bestätigung, der Festigung und Bekräftigung sozialer oder kultureller Ordnungen haben"* (ebd., S. 12).

Eine klare Struktur

Die klare Ablaufstruktur eines Rituals bietet den äußeren Rahmen, damit emotional erschütterte, orientierungslose und trauernde Menschen auch innerlich emotionale Beruhigung durch Strukturierung erfahren. Je klarer die äußere Struktur ist, desto eher finden Teilnehmende an einem Ritual zu ihrer inneren Ordnung zurück. Wenn wir im Ritual für eine gewisse Zeit dem Alltäglichen den Rücken kehren, um Gefühle zuzulassen und um uns auf eine spirituelle Erfahrung einzulassen, braucht es einen fixen Zeitpunkt der Rückkehr, um wieder in den Themen und Rhythmen des Alltags ankommen zu können. Daher sollte ein Ritual von einem klaren Anfang und Ende gekennzeichnet sein. Dazwischen ist Zeit für eine spontane und individuelle Ausgestaltung, etwa um das auszudrücken, was gerade am Herzen liegt, oder um eine Handlung auszuführen, zu der es einen intuitiv drängt.

Wiederholt durchgeführte Handlungen

Zum Wesen von Ritualen gehört, dass sie einfach und wiederholbar sind. Die an einem Ritual Beteiligten initiieren und vollziehen aktiv eine Prozesslogik, werden von derselben im Akt des Vollzugs aber auch selbst erfasst. In Ritualen vollzieht sich eine Synthese zwischen den heterogenen Einzelnen und etwas ihnen allen

Fremden. Erst dadurch wird das Entstehen einer sozialen Gemeinschaft überhaupt ermöglicht (Schäfer & Wimmer, 1998, S. 12).

Die kollektive Dimension

Erfahren Hinterbliebene einen schier unerträglichen Trauerschmerz, erleben sie innerhalb der Ritualgemeinschaft Gefühle des Getragen-Seins und des schützenden, haltvollen Zusammenhaltes. Die anderen erfahren vielleicht Ermutigung in ihrer Rolle als Mitmenschen, deren Aufgabe in der liebevollen Fürsorge anderen gegenüber liegt. Alle kommen mit der Ahnung in Berührung, dass ein schicksalhaftes Widerfahrnis nicht das Ende allen Lebens bedeuten muss.

Immanenz – ganz „drinnen" sein

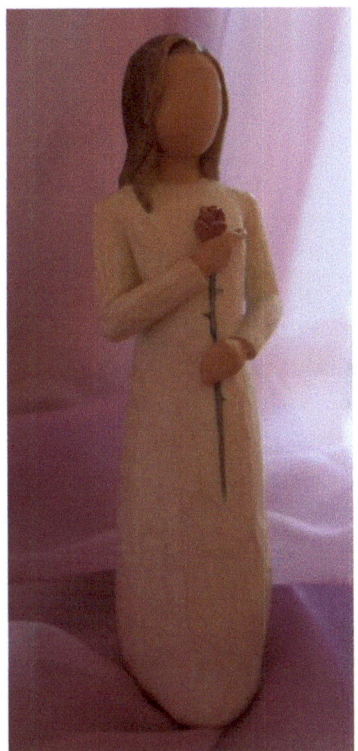

Die Kommunikation über den Anlass der Zusammenkunft sollte zeitgerecht, offenkundig und verständlich erfolgen, damit sich alle auf das Ritual einstimmen und hierfür genügend Zeit einplanen können. Jede*r kann prüfen, ob sie/er/es am Ritual teilnehmen und sich auf eine vielleicht neue spirituelle Erfahrung einlassen möchte. Im Zuge der Immanenz erfahren die Ritual-Teilnehmenden einen aufmerksamen und konzentrierten Bewusstseinszustand.

Abbildung 2: Symbol der Immanenz

„Der Mensch ist essentiell sinnorientierte Existenz.
Er ist seinem Wesen nach geprägt vom Willen zum Sinn.
Seine Urmotivation ist es, dass sein in allen Dimensionen
gefährdetes Leben dennoch glückt" (Kurz, 1999, S. 71).

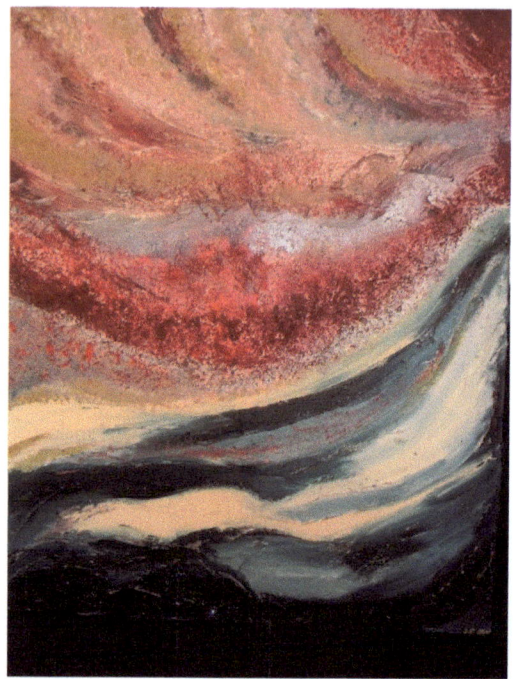

Eindrücklich wird in einem Ritual die transzendente Anbindung an einen allumfassenden Sinn in einer nicht alltäglich wahrgenommenen Wirklichkeit spürbar. Diese Erfahrung können niemals die Ritualbegleitenden den anderen geben oder vorleben, sondern muss von den Teilnehmenden selbst gefunden, erspürt werden. Darin unterscheidet sich ein Ritual von einer rituellen Handlung: Es ist keine routinemäßig durchgeführte Gewohnheit, wie etwa das morgendliche Trinken von Kaffee zum Frühstück. Eine rituelle Handlung wird erst dann zu einem Ritual, wenn die Personen dieser Handlung eine besondere Bedeutung beimessen. Je nach Kultur, religiöser bzw. spiritueller Anschauung kommen unterschiedliche Gegenstände, Handlungen und Worte mit Symbolgehalt zum Tragen.

Abbildung 3: „Sinnsuche"; gemalt von Sabine Wöger

IV GESTALTUNG VON RITUALEN

Anlässe für Rituale

Rituale können zu verschiedenen spezifischen Themenstellungen und für Patient*innen, Bewohnende von Alten- und Pflegeheimen, An- und Zugehörige, Pflegefamilien, Betreuende usw. selbst entwickelt werden. Nachstehend sind für die Zeit vor und nach dem Ableben einige Anlässe für Rituale gelistet. Die Aufzählung kann beliebig erweitert werden.

Rituale vor dem Ableben ...

◊ *zum Dank und/oder zur Würdigung*
Bsp.: Dank und/oder Würdigung seitens der Angehörigen gegenüber den Erkrankten, Verstorbenen; ebenso seitens der Erkrankten gegenüber den Angehörigen oder dem betreuenden Team

◊ *zur Vergebung, Versöhnung und/oder Selbstvergebung*
Bsp.: Ein Sohn wurde gegenüber seinem Vater schuldig; er möchte seine Reue ausdrücken und ihn um Vergebung bitten

◊ *zur Verabschiedung und vor Einleitung einer palliativen Sedierung*
Bsp.: Ein*e Patient*in erbittet eine letzte palliative Sedierung, aus der er/sie nicht mehr erwachen möchte; zuvor soll ein Abschiedsritual im Beisein der Familie durchgeführt werden

◊ *zur Verabschiedung bei krankheitsbedingt einsetzender Bewusstseinseintrübung*
Bsp.: Wesentliches will noch gesagt werden, zärtliche Berührungen wollen noch bewusst erfahren werden, bevor die Eintrübung des Bewusstseins diese Möglichkeiten verwehrt

◊ *zur Übergabe von Rollen auf die Nachkommen*
Bsp.: Der sterbende Vater übergibt die Rolle des Familienoberhauptes an seinen ältesten Sohn; die Nichte einer schwerkranken Bewohnerin übernimmt die Verantwortung für die Sorge um ihre erwachsene und kognitiv beeinträchtigte Tochter

◊ *zum Wohlfühlen und Entspannen für Erkrankte bzw. Angehörige*
Bsp.: Eine beruhigende Einreibung der Hände mit Wildrosenöl bei ruhiger Musik

◊ *zur Stärkung des Gottvertrauens*
Bsp.: Eine ängstliche Bewohnerin in einem Altenheim möchte gemeinsam mit ihrem Ehemann das Vertrauen in die treue Begleitung und Liebe Gottes stärken

◊ *zur Stärkung des Glaubens an eine Seelenverbindung nach dem Ableben*
Bsp.: Ein sich liebendes Paar möchte sich ewig miteinander verbunden fühlen, auch über den Tod hinaus

Rituale nach dem Ableben ...

◊ *zur Verabschiedung des Leibes, der Seelenhülle eines verstorbenen Menschen*
Bsp.: Angehörige nehmen an einer rituellen Totenwaschung teil, berühren Körperteile oder den ganzen Körper ein letztes Mal; sie tun dies sehr bewusst

◊ *zur Bitte um Gottes Geleit*
Bsp.: Hinterbliebene entzünden an der Auferstehungskerze ein Licht für eine verstorbene Person, verweilen in Stille, betend und/oder singend

◊ *zur Stärkung des zwischenmenschlichen Zusammenhalts*
Bsp.: Familienmitglieder sprechen sich die gegenseitige Unterstützung aus

◊ *zur Bitte um Verzeihung*
Bsp.: Hinterbliebene wollen einer verstorbenen Person noch um Verzeihung bitten und Reue bekunden

◊ *zur Mitteilung von noch wichtigen Botschaften*
Bsp.: Hinterbliebene wollen einer verstorbenen Person noch sagen, was ihnen am Herzen liegt und wozu vielleicht vor dem Ableben keine Zeit mehr geblieben ist

◊ *Anlass des Rituals*

Leitfrage: Welcher Anlass für ein Ritual liegt vor?

Der Anlass könnte der Abschied von einer religiösen verstorbenen Heimbewohnerin direkt am Totenbett und im Beisein der Angehörigen sein. Es könnte auch um die Durchführung einer Gedenkfeier für die verstorbenen Heimbewohnenden der vergangenen sechs Monate gehen, oder um ein Ritual für die Mitbewohnenden, sodass auch sie ihrer Trauer Ausdruck geben und den Gedanken im Hinblick auf ihre eigene Vergänglichkeit nachspüren können. Es könnte sich auch um ein Ritual für Pflegende handeln, um deren seelische Kraft und den Teamzusammenhalt zu stärken.

◊ *Ritualbegleiter*in*

Leitfrage: Wer begleitet die Anwesenden bei der Durchführung des Rituals?

Die Ritualbegleitung kann auch durch zwei oder mehrere Personen erfolgen. Die Ritualteilnehmenden können in die Ritualgestaltung eingebunden werden, ggfs. nach vorheriger Absprache.

◊ *Intention / Ziel*

Leitfragen: Welche Intention motiviert zur Durchführung eines bestimmten Rituals? Was soll durch das Ritual ermöglicht werden?

Welcher organisatorische und zeitliche Rahmen ist nötig, sodass beispielhaft die Emotionen ausgedrückt und die Betroffenen Trost, Entlastung bzw. Zusammenhalt erfahren können? Was soll bei einem Ritual gesagt, gefühlt, gestärkt, losgelassen usw. weiter? Welche Botschaften sollen ausgesprochen werden? Zielsetzungen könnten beispielsweise der Ausdruck von Dankbarkeit, die Würdigung einer Person und ihres Wirkens, die Stärkung des familiären Zusammenhalts, die Befriedung von Konflikten oder eine Versöhnung sein.

◊ *Beteiligte Personen*

Leitfragen: Welche Personen wollen an einem Ritual teilnehmen bzw. an der Planung und Durchführung mitwirken? Wer soll hierzu noch eingeladen werden?

Vor allem soll auch an jene Mitarbeitenden der Altenpflegeeinrichtung gedacht werden, die mit den verstorbenen Bewohnenden ebenfalls Kontakt hatten, wenn auch nur sporadisch. Beispielsweise erzählte mir eine Mitarbeiterin, sie arbeitete in der Haus-Wäscherei, dass sie nur dann vom Ableben der Bewohnenden erfahre, wenn die Wäsche frisch und gebügelt wieder zurückgeliefert werde. Da sie auch mit dem Verteilen der gewaschenen und gebügelten Wäsche direkt an die Heimbewohnenden betraut war, pflegte sie mit ihnen herzliche Beziehungen, weshalb es ihr ein Anliegen war, sich von den Menschen nach deren Ableben verabschieden zu können.

Wünsche seitens der Angehörigen zur Ritualgestaltung sind der Situation angemessen und wertschätzend aufzunehmen, sofern sie dem Ethos der Einrichtung nicht explizit widersprechen.

In manchen geriatrischen Pflegeeinrichtungen finden die Begräbnisfeierlichkeiten in der hauseigenen Kapelle statt. Zu klären ist, ob es beispielsweise einen Trauerredner oder eine Trauerrednerin gibt, und welche Themen die Rede beinhalten soll. Erfahrungsgemäß ist vor allem den Mitbewohnenden die Teilnahme an einem Requiem ein Anliegen.

◊ *Religiöse Vorschriften der verschiedenen Konfessionen*

Leitfrage: Welche konfessionsspezifischen Gestaltungselemente und Symbole sind zu beachten?

Die Rituale der verschiedenen Konfessionen und Religionsgesellschaften unterliegen jeweils anderen Vorschriften. Beispielhaft sei das Abschiedsritual für gläubige Muslime erwähnt, das in drei Schritten verläuft: Zuerst wird eine rituelle Totenwaschung durchgeführt, bei der männliche Verstorbene von männlichen Muslimen gewaschen werden, weibliche Verstorbene von weiblichen Muslimen. Den zweiten Schritt bildet das Totengebet, und der dritte Schritt erfolgt durch die Beisetzung im Erdgrab, noch am selben Tag.

Nähere Informationen über die spezifischen Bedürfnisse von Zugehörigen ausgewählter gesetzlich anerkannter Kirchen und Religionsgemeinschaften zu Sterben und Tod finden Sie in Kapitel VII.

◊ *Das Leben der/des Verstorbenen*

Leitfragen: Was waren die zentralen Geschehnisse und Erfahrungen im Leben des verstorbenen Menschen? Wen hat er und wer hat ihn geliebt? Welches Glück und welche Freude hat er erfahren? Was bleibt nicht versöhnt bzw. unvollendet zurück? Womit hat er gerungen? Welche bereichernden Erinnerungen hinterlässt der/die Verstorbene?

◊ *Zu Lebzeiten geäußerte Wünsche der Verstorbenen*

Leitfrage: Wurden vor dem Ableben Wünsche für die Verabschiedung nach dem Ableben geäußert bzw. verschriftlicht, und falls ja, welche?

Wünsche, die ein verstorbener Mensch zu Lebzeiten festgelegt hat, sollen nach Möglichkeit erfüllt werden. Dies kann eine bestimmte „letzte Kleidung" sein, ein Foto für die Parte oder der Wunsch nach einer Kremation, Gruft-, Erd- oder Baumbestattung.

◊ *Zeitpunkt und Ort der Durchführung*

Leitfrage: Wann und wo soll das Ritual stattfinden?

Arbeitsfreie Zeiten der Ritualteilnehmenden, die Erreichbarkeit des Ritualortes für gehbeeinträchtigte Personen und/oder kirchliche Feiertage sind bei der Ritualplanung zu beachten.

◊ *Symbole und Gestaltungselemente für die Trennungs-, Schwellen- und Wiedereingliederungsphase*

Leitfrage: Welche Symbole und Gestaltungselemente sollen in den einzelnen Ritualphasen zum Einsatz kommen?

Symbole und Gestaltungselemente helfen, das Erlebte tiefer bzw. in einem größeren Sinnkontext zu verstehen. Sie kommen in der Trennungs-, Schwellen- und/oder Wiedereingliederungsphase zum Einsatz. Je höher ihre Bedeutung für einen verstorbenen Menschen und sein Leben war und je eher sich auch die Teilnehmenden am Ritual davon angesprochen fühlen, desto *„stimmiger"* und *„berührender"* wird ein Ritual erfahren, wodurch es nachhaltig und lebendig in Erinnerung bleibt.

◊ *Schweigen*

Leitfrage: Bei welcher Phase des Rituals bietet sich eine Zeit der Stille an?

Als Hiob verzweifelt war und alles verloren hatte, kamen seine Freunde, um mit ihm zu schweigen. Dadurch erfuhr er Trost. Minuten gemeinsamen Schweigens sind oftmals die feierlichsten Momente bei einem Ritual.

Beispiel für ein Abschiedsritual für kirchennahe und der Kirche fernstehende Menschen

Das nun exemplarisch beschriebene Ritual für Frau X kann beliebig verändert, gekürzt oder auch verlängert werden. Es weist Formulierungshilfen in wörtlicher Rede auf. Die genannten Rituale finden sich in Kapitel X, die vorgeschlagenen Bibelstellen, Texte, musikalischen Werke und Lieder sind in Kapitel XII, „Tröstendes", nachzulesen.

Begrüßung der Anwesenden und innere Sammlung

Trennungsphase

Die Trauergemeinschaft versammelt sich, beispielsweise rund um das Bett einer verstorbenen Person. Für ältere Personen stehen bequeme Stühle bereit. Eine LED-Kerze ist eingeschaltet.

Begrüßung durch Ritualbegleiter*in (RB):

„Ich heiße Sie, geschätzte Angehörige, Mitbewohnende und Teamkollegschaft im Namen unseres Teams herzlich Willkommen. Wir sind zusammengekommen, um Frau X, sie ist heute um 09:00 Uhr verstorben, in Würde zu verabschieden. Vor zwei Jahren übersiedelte sie in unser Alten- und Pflegeheim und bewohnte ein Zimmer im Wohnbereich ‚Sonne'."

Wenn die/der Verstorbene der Kirche nahestand:

RB: *„Wir beginnen die Verabschiedung unserer lieben Heimbewohnerin mit dem Kreuzzeichen, ‚Im Namen des Vaters, des Sohnes und des Heiligen Geistes'. Zu Beginn wollen wir eine Minute innehalten, um uns auf diese Stunde einzustimmen."*

Wenn die/der Verstorbene der Kirche fernstand:

RB: *„Wir beginnen diese Verabschiedung mit einem Zeichen der gegenseitigen Verbundenheit mit der Verstorbenen und innerhalb unserer Gemeinschaft, indem wir einander die Hände reichen und eine Weile innehalten."*

Gemeinsam wird ein Lied gesungen oder
ein Musikstück gespielt

RB: *„Dies ist eine besondere Stunde: Wir nehmen Abschied.“*

Wenn die/der Verstorbene der Kirche nahestand:

RB: *„Das Leben von Frau X war von dem Glauben an Gott und von der Hoffnung auf ein Leben nach dem Tod beseelt. In ihrem Sinne singen wir nun gemeinsam das Lied ‚Meine Hoffnung und meine Freude‘.“*

Wenn die/der Verstorbene der Kirche fernstand:

RB: *„Das Leben von Frau X war von einer positiven Grundhaltung dem Leben gegenüber geprägt, obwohl sie auch viele Belastungen zu meistern hatte. Wir hören nun das Musikstück ‚Ave Maria‘ von Franz Schubert.“*

Falls Lieder gesungen oder gespielt werden, sollte an gut leserliche Kopien des Liedtextes gedacht werden.

Schwellen- und Übergangsphase

Der/die Ritualbegleiter*in lädt zum Ritual ein.

Wenn die/der Verstorbene der Kirche nahestand:

RB: *„Gemeinsam führen wir nun das Ritual ‚Kerzenlichter‘ durch.“*

Wenn die/der Verstorbene der Kirche fernstand:

RB: *„Gemeinsam führen wir nun das Ritual ‚Geschriebene Worte‘ durch.“*

Während des Rituals kann leise und beruhigende Instrumentalmusik ertönen.

Der/die Ritualbegleiter*in spricht tröstende Worte:

Je nachdem, ob die/der Verstorbene der Kirche nah- oder fernstand, liest der/die Ritualbegleiter*in eine Bibelstelle, einen Psalm
vor, spricht ein Gebet, liest einen Text oder eine Geschichte.
Er/sie kann hierzu auch Teilnehmende einbinden.

Wiedereingliederungsphase

Es erfolgt der Hinweis auf neue Rollen und Identitäten der Hinterbliebenen, eine letzte rituelle Geste und im Anschluss daran die
Verabschiedung der Anwesenden.

RB: *„Liebe Angehörige, nun gehen Sie in einer neuen Rolle und Identität
von hier weg. Sie, geschätzter Herr X, gehen als Witwer nach Hause. Wir
danken Ihnen für Ihr Vertrauen und dass wir Frau X begleiten durften.
Wir werden Frau X in liebevoller Erinnerung behalten. Wir wünschen
Ihnen Zeiten der Ruhe, sodass Sie die Beziehung zur Verstorbenen im
Herzen weiterführen können. Mögen Ihnen in der Zeit der Trauer achtsame Menschen tröstend zur Seite stehen. Wer möchte, kann noch in Stille
bei Frau X verweilen. "*

Wenn die/der Verstorbene der Kirche nahestand:

RB: *„Während wir Frau X mit Weihwasser segnen, singen wir gemeinsam das Lied ‚Der Herr segne dich, der Herr behüte dich'. "*

Wenn die/der Verstorbene der Kirche fernstand:

RB: *„Abschließend hören wir die Geschichte von den ‚Zwei Kammern'. "*

Verabschiedung der Teilnehmenden:

RB: *„Herzlichen Dank für die Teilnahme an dieser Verabschiedungs-
feier. "*

35

Von vorrangiger Bedeutung ist der Symbolgehalt eines Gestaltungselementes und nicht etwa die Vielzahl an Symbolen. Bei einem Ritual liegt gerade in der Einfachheit und wiederholten Handlung die symbolische Kraft. Wird die Bedeutungszuschreibung der weißen Calla während eines Rituals gezielt aufgegriffen, könnte eine einzige Calla, zentral und im Blickfeld der Anwesenden platziert, dem Anspruch genügen. Symbole, Requisiten und andere Gestaltungselemente sollten überlegt eingesetzt werden, und nicht etwa deswegen, weil ihre Verwendung praktisch oder üblich ist. Je passender die Symbolik und je überlegter der Zeitpunkt und die Weise des Einsatzes, desto eindrücklicher und tief greifender ist das Aufnehmen seiner Botschaft und des Sinngehaltes. Symbole haben stets vielfache Bedeutungen. Beispielhaft kann das Anzünden der Tauf- oder Hochzeitskerze für das Bewahren von Erinnerungen oder für die Hoffnung auf eine Wiedervereinigung liebender Seelen nach dem Tode stehen.

Gestaltungselemente für Rituale sind Fotos, Metaphern-Bilder, Gesänge, Lichteffekte, Geschichten, Lyrik, Gebete, Tänze und andere kollektive Handlungen, etwa das Emporsteigenlassen von Luftballons, um dem vorausgegangenen Menschen einen Gruß in den Himmel zu senden. Dieses Ritual symbolisiert die Hoffnung auf eine Zusammenführung der diesseitigen mit der jenseitigen Welt.

Florale Botschaften

Blumen fungieren als Überbringer vielfacher Botschaften und Gefühle. Je satter die Farbe der Blüten, desto stärker die Emotionen. Allem voran sollte zuerst an die Lieblingsblumen einer Person gedacht werden.

◊ Ein Sträußchen aus *Kamillen* steht für das Heilwerden in Phasen der Krankheit, ebenso für den heilsamen Trost.

◊ Gegenüber besonders schutzbedürftigen, ängstlichen und hochsensiblen Menschen kann mit dem zierlichen *Veilchen* Behutsamkeit und Rücksichtnahme vermittelt werden.

◊ *Rote langstielige Rosen* stehen für die tiefe Liebe.

◊ Die *weiße Rose* oder *Nelke* steht für die ewige Treue. Die Nelke ist außerdem ein Symbol für die Gottesmutter Maria.

◊ Die *weiße Lilie* versinnbildlicht die Ehrerbietung und Hingabe an Gott.

◊ Die *schwarze Rose* symbolisiert die schwere Trauer.

◊ Der Legende nach entstand die *Anemone* aus den Tränen der griechischen Göttin der Liebe namens „*Aphrodite*", als sie den Tod ihres geliebten Adonis beweinte.

◊ Mit der *Gerbera* wird Dankbarkeit ausgedrückt.

◊ Die *Callas* steht für die Unsterblichkeit und symbolisiert, ebenso wie die *Orchidee*, die Bewunderung für einen Menschen.

◊ Die *gelbe Narzisse* symbolisiert das Licht in der Dunkelheit und die Hoffnung auf Reinkarnation.

◊ Der Bedeutungsgehalt des *Vergissmeinnicht* spricht für sich.

Ätherische Essenzen zur Raumbeduftung

Es tut gut, bei emotional bewegenden Erfahrungen von einem wohlriechenden Duft umhüllt zu werden. Beispielsweise werden die ätherischen Essenzen bei Ritualen zur Raumbeduftung oder zur Salbung im Rahmen der Verabschiedung der Seelenhülle, des Leibes, verwendet. Für eine sichere und kompetente Anwendung ätherischer Essenzen in der Altenpflege bedarf es deren gezielten und geschulten Einsatzes naturbelassener ätherischer Öle und fetter Pflanzenöle in bester Qualität.

Ätherische Öle haben ein breites Spektrum an Nebenwirkungen

Ätherische Öle sind sekundäre Pflanzeninhaltsstoffe, leicht flüchtige, kleinmolekulare und hochkonzentrierte Pflanzenstoffe mit einer Vielzahl von Inhaltsstoffen und einem großen Wirkungs- und Nebenwirkungsspektrum. Es ist ein Irrtum zu glauben, die Öle wären Naturprodukte und deswegen frei von schädlicher Wirkung auf den Organismus! Unerwünschte gesundheitliche Wirkungen durch den Einsatz ätherischer Öle im Rahmen der Gesundheits- und Krankenpflege müssen gemäß Schilcher und Kollegen (2016) vorsorglich bedacht und deren mögliche Auslöser vermieden werden. Hierzu zählen der Einsatz von ätherischen Ölen ungenügender Qualität, die nicht-rationale Verwendung, die falsche Applikation bzw. Applikationsdauer, eine fehlerhafte Abwägung des Nutzen-Risiko-Verhältnisses, die Verkennung von seltenen allergischen Reaktionen und fototoxischen Exanthemen (Hautausschläge).

Das Mischen von Aromaölen zu pflegerischen Zwecken im Rahmen von Aromapflege ist grundsätzlich öffentlichen Apotheken oder Anstaltsapotheken vorbehalten und darf nicht durch Angehörige des gehobenen Dienstes für Gesundheits- und Krankenpflege durchgeführt werden.

beispielsweise mit einem Stückchen Fell, das unter den Anwesenden verteilt wird, vermittelt werden: *„Nun schmiegen wir uns an das weiche Fell. Dadurch können wir die Geborgenheit durch unseren lieben Gott spüren."*

Wer Probleme mit dem Kauen oder Schlucken der Hostie hat, dem kann die Kommunion in sehr kleinen Stückchen und mit einem Glas Wasser gereicht werden. Anwesende Angehörige oder Mitarbeitende können hierbei unterstützen. Zudem laden Seelsorgende zu Krankensalbungsgottesdiensten, zum Sterbesegen, zu Begräbnis- und Gedenkfeiern in der Heimkapelle ein und stehen auch zur Trauerbegleitung für die Hinterbliebenen zur Verfügung.

Nicht nur die Beeinträchtigungen der alten Menschen gilt es, im Blick zu haben, sondern ebenso deren Ressourcen. Wichtige Aussagen sollen kurzgefasst und mitunter mehrmals wiederholt werden. Es werden vor allem die Gebete gesprochen, zu denen die alten Menschen einen persönlichen Bezug haben.

Wenn Verstorbene aus der Kirche ausgetreten sind

Gemäß der österreichischen Bischofskonferenz haben Seelsorgende gerade dann einen besonderen unterstützenden Auftrag gegenüber den Familienangehörigen, wenn eine verstorbene Person aus der römisch-katholischen Kirche ausgetreten ist. Die Verstorbenen bleiben immer mit der Kirche verbunden, da sie durch die Taufe in den Leib Christi eingegliedert wurden, so das geistliche Gremium (Österreichische Bischofskonferenz, 2012, S. 7).

Vorschriften gem. Oö. Leichenbestattungsgesetz, 1985

Gemäß § 1 (2) des Oö. Leichenbestattungsgesetzes (Oö. LBG, 1985) dient die Totenbeschau der Feststellung des eingetretenen Todes und der Todesursache.

§ 5 (ebd.) legt „*Allgemeine Verhaltensregeln*" fest: (1) Bis zur Durchführung der Totenbeschau ist die Leiche am Sterbeort zu belassen. Hiervon kann nur mit Zustimmung des Totenbeschauers abgegangen werden, wenn dieser keinerlei Zweifel an der Todesursache hegt und das Belassen der Leiche am Sterbeort unzweckmäßig erscheint.

(2) Eine Leiche darf erst nach Zustimmung des Totenbeschauers angekleidet, aufgebahrt oder eingesargt werden.

(3) Bei plötzlichen Todesfällen, in Fällen eines gewaltsam herbeigeführten Todes oder bei Verdacht auf fremdes Verschulden hat die Leiche bis zur Durchführung behördlicher Erhebungen in unveränderter Lage zu verbleiben, sofern nicht die Vornahme von Wiederbelebungsversuchen notwendig oder die Veränderung der Lage der Leiche aus sonstigen zwingenden Gründen geboten ist.

Laut § 6 (1) (ebd.) hat die Vornahme der Totenbeschau durch den Totenbeschauer ehestmöglich, jedenfalls aber binnen vierundzwanzig Stunden nach Erhalt der Todesfallanzeige zu erfolgen. Der Totenbeschauer hat gemäß Absatz 3 auch festzustellen, ob sich in der Leiche ein Herzschrittmacher befindet. Wenn die Leiche eingeäschert werden soll, ist der Herzschrittmacher vom Totenbeschauer zu entfernen. Der Herzschrittmacher geht in das Eigentum der Gemeinde über, in der die Entnahme durchgeführt wurde.

§ 16 Abs. 1 des Oö. LBG (1985) erteilt Anweisungen zur Aufbahrung: Nach der Totenbeschau ist die Leiche in eine Leichenhalle (Leichenkammer) zu überführen. Im Sterbehaus oder überhaupt außerhalb einer Leichenhalle (Leichenkammer) darf eine Leiche nur mit Zustimmung des Totenbeschauers aufgebahrt werden.

Gemäß § 16 Abs. 5 ist jede Person verpflichtet, dem Totenbeschauer über alle der Feststellung der Todesursache dienlichen Umstände wahrheitsgetreue Auskünfte zu erteilen und die im Zusammenhang mit der Totenbeschau getroffenen Anordnungen des Totenbeschauers zu befolgen.

Gemäß StGB § 190 (1974) handelt es sich bei einer rituellen Waschung eines Leichnams keinesfalls um eine „Störung der Totenruhe", da ein Leichnam oder seine Asche weder den Verfügungsberechtigten entzogen noch aus einer Beisetzungs- oder Aufbahrungsstätte weggeschafft wird. Auch wird kein Leichnam misshandelt und Totenasche oder die Beisetzungs-, Aufbahrungs- oder Gedenkstätte wird nicht verunehrt (Oö. LBG, 1985).

Folgendes ist nach dem Ableben von Heimbewohnenden zu bedenken:

◊ Der Lidschluss sollte primär den nahestehenden Angehörigen vorbehalten sein bzw. wird im Rahmen der letzten abschiedlichen Waschung, siehe Kapitel X, „*Verabschieden des Leibes*", durchgeführt.

◊ Dokumentation des Zeitpunktes vom Auffinden des verstorbenen Menschen.

◊ Die Positionierung der verstorbenen Person darf gemäß Oö. LBG § 5 Abs. 1 erst nach der Totenbeschau erfolgen.

◊ Der Mundschluss erfolgt mittels Handtuchrolle oder Kinnstütze.

◊ Zahnprothesen werden nur dann in den Mund eingesetzt, wenn dadurch der natürliche mimische Ausdruck nicht gestört wird.

◊ Perücken werden nur dann und evtl. in Absprache mit den nahen Angehörigen aufgesetzt, wenn der Gesamtausdruck einer Person dadurch nicht irritierend wirkt.

◊ Eine Inkontinenzversorgung wird zum Schutz vor Nässe und Geruch durch Harn- und/oder Stuhlausscheidung angelegt.

◊ Wundverbände werden geruchsdicht und in einer kosmetisch akzeptablen Weise angelegt.

◊ Diverse Drainagen oder Kanülen werden ästhetisch abgedeckt, um einen „*an-schau-lichen*" Gesamteindruck zu erwirken. In Bezug auf das Belassen bzw. Entfernen von Kanülen, Drainagen oder Sonden sind institutsinterne Richtlinien einzuhalten.

◊ Bei hohen Außen- und Raumtemperaturen soll an die Kühlung des Raumes oder an die Transferierung der verstorbenen Person in einen gekühlten Raum gedacht werden.

◊ (Religiöse) Symbole und andere Gestaltungselemente sollten ggfs. nach Absprache mit den Hinterbliebenen ausgewählt werden.

◊ Das Zimmer, in dem die verstorbene Person aufgebahrt wird, sollte aufgeräumt und ästhetisch hergerichtet sein.

◊ Wertgegenstände der verstorbenen Person müssen dokumentiert und in einem verschließbaren Fach verwahrt werden. Die Abnahme und Verwahrung, etwa von Schmuckstücken, muss durch zwei Teammitglieder erfolgen, wobei beide Personen den Zeitpunkt der Verwahrung sowie den zu verwahrenden Gegenstand durch ihre Unterschriften beglaubigen. Wenn ein naher Angehöriger den Wunsch äußert, dass ein Schmuckstück, beispielhaft der Ehering, am Leichnam belassen werden soll, ist dies zu respektieren. Der betreffende Angehörige muss hierzu seine Einwilligung schriftlich darlegen. Als sinnvoll erweist es sich, das Aussehen des betreffenden Schmuckstückes auf diesem Formular genau zu beschreiben oder zu fotografieren.

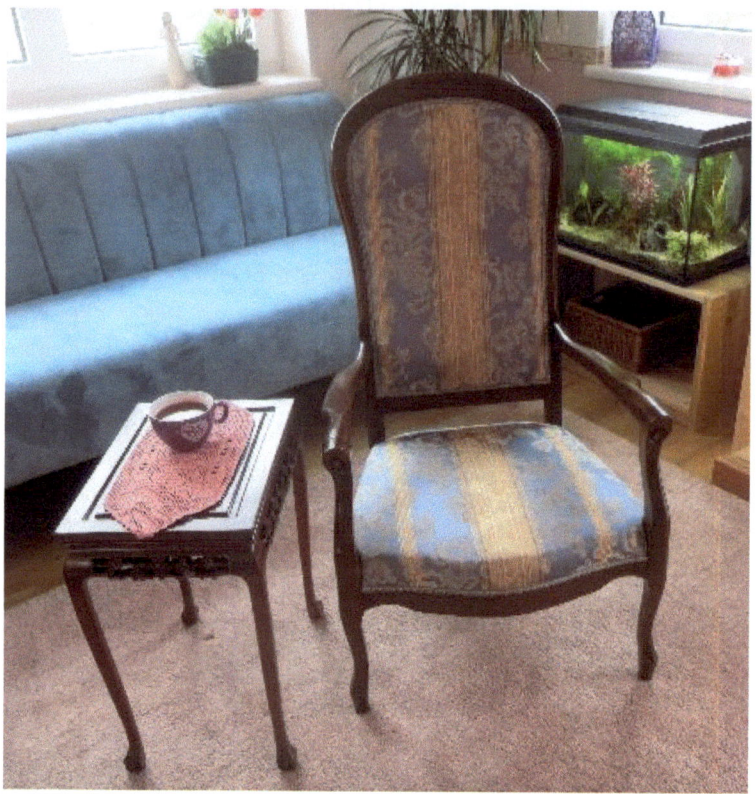

Abbildung 4: Bequeme Sitzgelegenheiten nahe dem Totenbett

Wer allein seinen Gedanken und Gefühlen nachgehen möchte, dem sollte dies ermöglicht werden. Diese Zeit nach dem Ableben ist eine einmalige, die nicht wiederholbar ist. Gerne wird diese Zeit genutzt, um in Stille, erinnernd oder betend, am Totenbett zu verweilen. Zu sehen, wie sich eine Gesichtsmimik nach dem Tod entspannt und wie friedvoll der Ausdruck verstorbener Menschen sein kann, wirkt nachhaltig tröstend. Es sollte so viel Zeit gegeben werden, wie die Trauernden brauchen.

Es sollte auch möglich sein, auf Wunsch mit einer betreuenden Person oder mit Seelsorgenden zu sprechen.

Es empfiehlt sich, im Zimmer der verstorbenen Person bequeme Stühle bereitzustellen, ebenso Taschentücher und eine Abwurfschale, eine Schale mit Weihwasser und ggfs. ein Buchsbaum-Wedel, sofern diese christlichen Symbole den Angehörigen vertraut sind. Manche Angehörige haben vielleicht schon den Sterbeprozess begleitet und brauchen körperliche Kräftigung, weshalb (warme) Getränke und Mahlzeiten bereitstehen sollten.

Zum Ritual „*Segnung mit geweihtem Wasser*" kann geladen werden, siehe Kapitel X.

Wurde eine Aufbahrung und ein Gedenken am Sterbebett von der verstorbenen Person zu Lebzeiten abgelehnt, ist dieser Wunsch auch über den Tod hinaus zu respektieren. Keinesfalls ist im Hinblick auf die Benachrichtigung des Bestattungsunternehmens Eile geboten. Stattdessen ist eine pietätvolle Aufbahrung sowie genügend Raum und Zeit für den Abschiedsprozess bedeutsam.

Bekunden des Mitgefühls

„Ich fühle mit Ihnen", statt „Mein Beileid"

War die Formulierung *„Mein (herzliches) Beileid"* nicht integraler Bestandteil des Brauchtums und der Trauerkultur von Betreuenden, empfinden diese das Kondolieren mit diesen Worten für unangebracht. Sie wollen den Hinterbliebenen zwar mitfühlend begegnen, nicht jedoch mitleidend. Dennoch steht das *„Beileid"* seit jeher für das starke Mitgefühl mit den Trauernden und dafür, wie berechtigt und nachvollziehbar das Trauerweh ist.

Empfindungen können auch in einer anderen Weise ausgedrückt werden, wobei wenige und authentische Worte ausreichend sind. Das Spüren von aufrichtig erteilter Anteilnahme wird als haltgebend und tröstend empfunden. Nachstehend sind einige Redewendungen gelistet, um den Hinterbliebenen von verstorbenen Heimbewohnenden das Mitgefühl mit anderen Worten als mit *„Mein Beileid"* auszudrücken:

◊ *„Ihre Mutter wird in der Gemeinschaft unseres Altenheimes fehlen. Wir werden sie nie vergessen."*

◊ *„Wir wünschen Ihnen viel Kraft und unser aufrichtiges Mitgefühl."*

◊ *„Wir möchten Ihnen aufrichtige unsere Anteilnahme übermitteln."*

◊ *„Es tut uns sehr leid, dass Sie ihren geliebten Vater verabschieden müssen."*

◊ *„Wenn Sie Ihre Schwester nun nicht mehr umarmen können, die Erinnerung an sie kann selbst der Tod nicht nehmen."*

◊ *„Wir sind gerne für Sie da, wenn Sie jemanden zum Reden brauchen."*

◊ *„Die Nachricht vom Tod Ihrer Mutter berührt auch uns und die Mitbewohnenden. Es ist uns ein Anliegen, Ihnen unser tief empfundenes Mitgefühl auszusprechen."*

◊ „Unser aufrichtiges Mitgefühl Ihnen allen. Bitte sagen Sie uns, wie wir für Sie da sein können.“

◊ „Unser aller Anteilnahme ist bei Ihnen. Bitte lassen Sie es uns wissen, wenn wir irgendetwas für Sie tun können.“

◊ „Wir wünschen Ihnen in dieser Zeit gegenseitige Liebe.“

◊ „Möge der Schmerz über den Verlust Sie nicht erdrücken und die Erinnerung an die gemeinsame Zeit Ihnen Kraft für die kommenden Monate geben.“

◊ „Wenig ist es, was wir sagen können. In Gedanken sind wir Ihnen nahe.“

◊ „Wir wünschen Ihnen, dass Sie sich die nötige Zeit zum Trauern nehmen.“

◊ „Es ist ein großer Schmerz, wenn ein geliebter Mensch für immer geht. Wir hoffen, dass Sie gegenseitigen Trost und Zusammenhalt in der Familie finden.“

◊ „Bitte zögern Sie nicht, sich zu melden, wenn Sie Hilfe benötigen.“

◊ „Wir wünschen Ihnen, dass sich die Trauer bald in dankbare und liebende Erinnerung wandeln kann.“

◊ „Nach dem plötzlichen Ableben Ihrer Mutter wünschen wir Ihnen Zeit zum Begreifen, sodass Ihre Seele langsam nachkommen kann.“

◊ „Tieftraurig fühlen wir mit Ihnen.“

◊ „Wir wissen nicht, wie wir Ihnen Trost spenden können und ob wir das für Sie Richtige sagen. Eines ist gewiss: Wir fühlen mit Ihnen.“

◊ „Unsere Anteilnahme gilt allen Leidtragenden in der Familie.“

Religiöse Formulierungen

◊ „Gott segne Sie in dieser Zeit der Trauer.“

◊ „Bei Gott findet Ihr Bruder wohl den lang ersehnten Frieden.“

◊ *„Wir wünschen Ihnen den unerschütterlichen Glauben an die Auferstehung. Der Tod ist nicht das Letzte."*

◊ *„Wir wünschen Ihrem verstorbenen Vater die Führung eines Engels und das Geleit der Mutter Gottes."*

◊ *„Der Herr hat für uns alle eine Wohnung im Himmel bereitet. Darauf dürfen auch Sie in diesen schweren Tagen des Abschiednehmens von der geliebten Mutter hoffen."*

◊ *„Wer heimkehrt zum Herrn, ist nur vorausgegangen."*

Die Aufbahrung der Verstorbenen

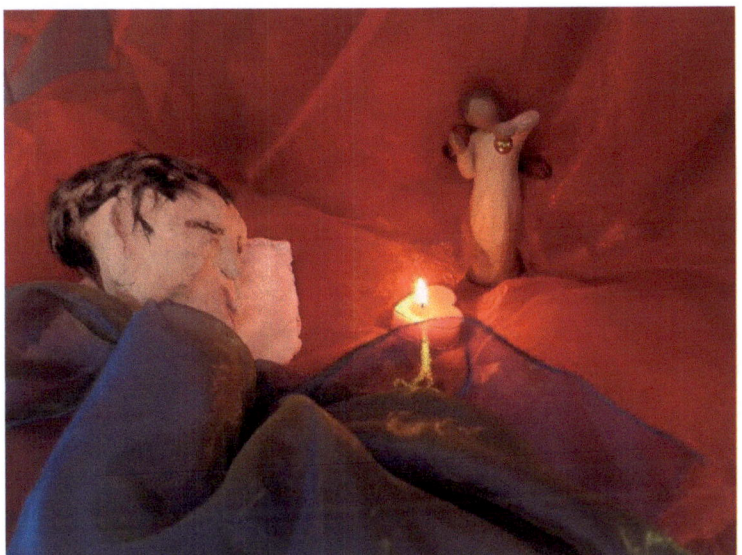

Abbildung 5: Die Aufbahrung ehrt den Menschen über den Tod hinaus

Die Orte des Gedenkens in Altenpflegeeinrichtungen spiegeln wider, wie sehr die Betreuenden für die Thematik Palliative Care sensibilisiert sind. Eine Grundhaltung von Palliative Care liegt darin, die Würde eines verstorbenen Menschen über seinen Tod hinaus zu wahren. Ob eine Person lebt oder verstorben ist, immerzu gebührt ihr derselbe Respekt und dasselbe hohe Maß an Achtsamkeit. Es gibt Orte des Gedenkens, die zum Innehalten und Verweilen einladen, und welche, an denen man möglichst schnell vorbeigehen und sie am liebsten ausblenden möchte.

Ein absolutes Tabu

In einer Pflegeeinrichtung, in der ich eine Schulung über die Trauer- und Abschiedskultur gehalten hatte, besichtigten wir den Verabschiedungs- bzw. Aufbahrungsraum. Er befand sich im Keller. Die Tür zum Verabschiedungsraum war die gleiche wie jene des Heizraumes: eine schwere Eisentür. Ein schäbiges Türschild trug die Aufschrift „*Für Bestatter*". Doch hatten keinesfalls nur die Mitarbeitenden der Bestattungsinstitute Zutritt zu diesem Raum, ebenso die Angehörigen verstorbener Heimbewohnenden, so sie nicht zuvor im Zimmer der Verstorbenen Abschied genommen haben. Der Raum war an Boden und Wänden gefliest und mit zwei grell leuchtenden Neonröhren ausgestattet. Zur Aufbahrung des Leichnams stand ein altes Eisengestell auf Rädern bereit. Die Radbremsen ließen sich jedoch nicht mehr fix verankern, sodass der Wagen wegrollte, sobald man sich daran anlehnte. Direkt unter dem Gestell befand sich eine Einsenkung im Fliesenboden mit eingebautem Abfluss. Der Leichenwagen und seine Position wäre „*praktisch*", da für den Transfer des verstorbenen Menschen, vom Bett auf den Aufbahrungswagen, viel Platz benötigt würde, erzählten die Pflegenden. Am Kopfteil der Bahre stand ein hoher Bistrotisch, ebenfalls aus Metall. Darauf fand sich ein Sammelsurium an (ur-)alten Gegenständen und religiösen Symbolen: abgebrannte Kerzen, Feuerzeuge mit der Aufschrift von Baufirmen, vom Salz verkrustete und mit Kalk belegte Weihwasserschalen und ebenso mehrere unansehnliche Flaschen, halb befüllt mit Weihwasser. Ein staubiges Gesteck aus Plastikblumen stand ‚brandgefährlich' zwischen den Kerzen. Auch eine Marienstatue fand sich unter dem Allerlei. Die Mutter Gottes hielt allerdings einen Jesus mit abgeschlagenem Kopf im Arm. Neben dem Bistrotisch stand ein alter Sessel, dessen Sitzfläche mit einem schmutzigen Tischdeckchen bedeckt war. Der Sessel bot all jenen Gegenständen Platz, die von verstorbenen Bewohnenden „*übrig*" geblieben sind: Rosenkränze, Engel mit gebrochenen Flügeln, Heiligenbilder aus Glas in zersprungenen Bilderrahmen usw. Eine Sitzgelegenheit für die Hinterbliebenen gab es nicht.

Ich lud die Betreuenden ein, sich in die Situation der trauernden Angehörigen einzufühlen. Sie sollten sich vorstellen, nun von einem nahestehenden Menschen Abschied zu nehmen und als Betroffene den Raum zu betreten. Durchweg erlebten die Betreuenden Beschämung. Sie beschrieben die Atmosphäre als „*eiskalt*" und „*funktional*", „*trostlos*" und „*dreckig*". Vom „Wasch- und Abstellraum", ebenso von „*Würdeverlust*" und „*Beschämung*" gegenüber den Verstorbenen und ihren Angehörigen war die Rede. „*Auch ich werde beschämt*", äußerte eine Pflegende. Dieses letzte Bild, das die Angehörigen und die Betreuenden der Bewohnenden mitnehmen, bedeutet einen Widerspruch zu der zuvor geschenkten Liebe und empathischen Pflege der uns anvertrauten alten Menschen.

Der würdevolle Abschied von meiner Großmutter

Die letzten Lebensmonate meiner Großmutter behalte ich dankbar in Erinnerung. Infolge eines Schlaganfalls wurde sie pflegebedürftig und war gänzlich auf die Unterstützung anderer angewiesen. An jedem Sonntag besuchte ich meine Oma im Altenheim, um ihr eine liebevolle und achtsame Pflege angedeihen zu lassen. Während ich ihren Körper wusch und mit wohlriechenden Lotionen salbte, schwelgten wir in Erinnerungen und bekundeten unsere tiefe und gegenseitige Liebe und Wertschätzung. Nie vergesse ich den Tag, an dem sie still und fast unmerklich von uns ging. Es war ein Sonntag. Die Kirchenglocken läuteten den Mittag ein. Ich hatte an diesem Vormittag zu Hause für sie einige Klavierstücke gespielt, aufgenommen und sie damit überrascht. Als ich Klavierspielen lernte, hatte meine Oma geduldig und stundenlang die Fingerübungen am Klavier ertragen und mit „*sehr schön*" kommentiert. Ja, sie war wohl die Person, die mein musikalisches Talent erkannt und mich stets zum Üben motiviert hatte. Nun starb sie in einem Alten- und Pflegeheim, in dem zur damaligen Zeit, 2004, Palliative Care noch gar kein Thema war. Ich war damals bereits auf einer Palliativstation tätig und wusste über die heilsame Bedeutung von Ritualen. Ich war wohl die erste Hinterbliebene in diesem Heim, die den Wunsch äußerte, die verstorbene Großmutter rituell zu waschen, zu salben, zu kleiden und aufzubahren. Noch heute bin ich den Pflegenden dieser Einrichtung zutiefst dankbar, denn sie ließen mich gewähren, obwohl dies den gewohnten Ablauf zunächst irritierte. Ich musste nicht erklären, weshalb mir diese Form des Abschieds von meiner Großmutter so wichtig war, sondern konnte meiner Intuition frei und uneingeschränkt folgen. *„Wann immer Sie Hilfe benötigen, lassen Sie uns dies wissen",* so die freundlichen Worte der Pflegenden. Sogleich sorgten sie dafür, dass die Mitbewohnerin meiner Oma für einige Stunden in ein anderes Zimmer verlegt wurde. Es war mir ein Bedürfnis, aus dem Garten meiner Oma ein Sträußchen vom *„Herzerl-Stock",* so nannte sie das *„Tränende Herz",* zu pflücken. Auch die geliebten Gänseblümchen durften nicht fehlen. Die Blumen zierten das von ihr selbst genähte Kostüm, das ich ihr nach der Salbung anzog. Auch ein Text, versehen mit dem Bild des entpuppten Schmetterlings, durfte nicht fehlen. Besonders wichtig war es mir, ihr das „Tränentüchlein" in die rechte Hand zu geben. Dieses hatte sie nach dem Schlaganfall noch zum rechten Auge führen können. Es war ein Glasauge und es tränte nahezu ständig. Oma war erst dann beruhigt, wenn sie ihr Tränentüchlein in der rechten Hand fühlte. Wenn auch der Körper schmerzte, das Tüchlein schien alles Weh zu schmälern. Ich durfte bei meiner verstorbenen Oma solange verweilen, bis ich beruhigt weggehen konnte. Der letzte würdevolle Anblick, die Gelöstheit in ihrem Gesicht, bleiben mir unvergesslich in Erinnerung. Durch diese und andere persönliche und tief greifende Erfahrungen erschloss sich mir die Erkenntnis, Angehörige stets zu ermutigen, auf ihre innere Stimme, auf ihr Gefühl und auf die Intuition zu hören. Wer auf mich unruhig, zerfahren und unentschlossen wirkt, dem gebe ich mit: *„Bitte versuchen Sie zur Ruhe zu kommen, damit Sie die Stimme Ihres Gewissens wahrnehmen können. Ich wünsche Ihnen den Mut, Ihrem Gewissen, Ihrer Intuition treu zu folgen. Diese Zeit kommt kein zweites Mal."*

Wie sehr das Menschenbild von Viktor Frankls Logotherapie auf christlichen Werten basiert, wird in seinem Grundlagenwerk „Der unbewusste Gott, Psychotherapie und Religion" deutlich. Bedeutsames hat er uns über das Gewissen und über die Liebe gelehrt, etwa dass das Gewissen hilft, „das Eine, was nottut" (Frankl, 2006, S. 26) zu erschließen, so der Psychiater. Es besitzt die Fähigkeit, „Sinngestalten in konkreten Lebenssituationen zu perzipieren" (Frankl, 2012, S. 24). Die Liebe hingegen erschließt „das Einzigartige, was möglich ist" (ebd.) und gemäß Frankl kann das Gefühl „viel feinfühliger sein als der Verstand scharfsinnig" (2006, S. 28). Zudem ist „Gott der Partner unserer intimsten Selbstgespräche (S. 96).

Das Aufbahrungstuch

Die niederländische Textildesignerin Henni Willems nähte nachahmenswerte Totenkleider und Leichentücher mit Taschen. Hinterbliebene konnten diese mit Geschenken an die Verstorbenen befüllen: Briefe, Fotos, Muscheln oder Blumen. Vor allem ihr „letztes Hemd mit Taschen", eine Tunika, erzielte bei einer Bestattungsausstellung große Aufmerksamkeit. Zudem fertigte sie auch Sargtücher mit aufgestickten Rosen, an die kleine Zettelchen gehängt werden konnten. Die Designerin legte auch einfache Nähanleitungen vor.

In Alten- und Pflegeeinrichtungen, in denen Palliativkultur gelebt wird, gibt es „Aufbahrungstücher", die über die verstorbene Person gelegt werden. Lilafarbene Stoffe symbolisieren den Übergang vom diesseitigen in das jenseitige Leben, vom Tod zur Auferstehung zum ewigen Leben, vom Körperlichen zum Geistigen. Lila ist zudem die liturgische Farbe der Fastenzeit. Im Anschluss sind einige Aufbahrungstücher zu sehen, die von Pflegepersonen selbst angefertigt, gemalt, bedruckt und genäht wurden.

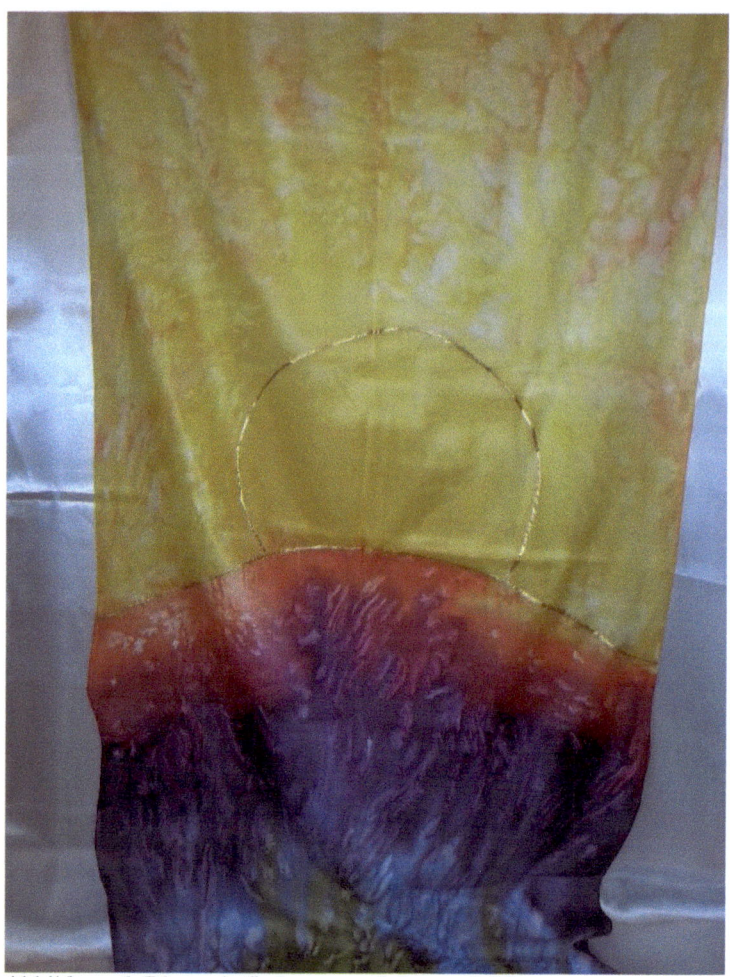

Abbildung 6: Dieses Aufbahrungstuch ist aus Seide

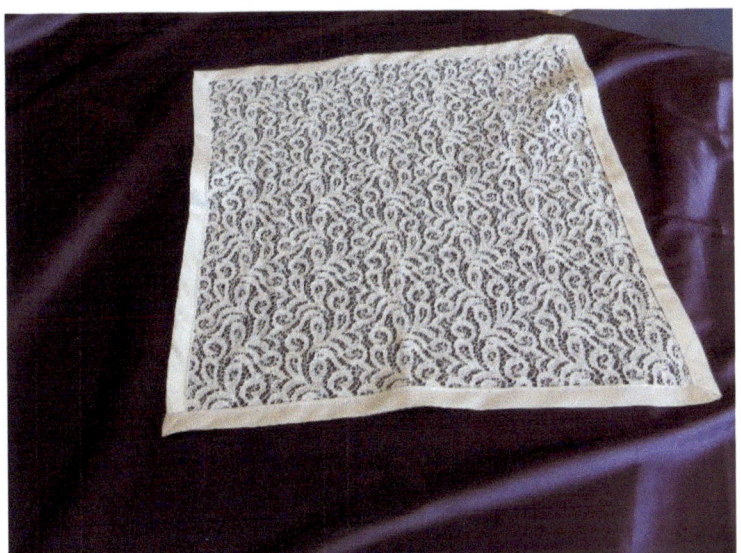

Abbildung 7: Bei diesem Aufbahrungstuch wird der große lila Stoff über den Körper der verstorbenen Person gelegt; der quadratische weiße Stoff bedeckt den Oberkörper

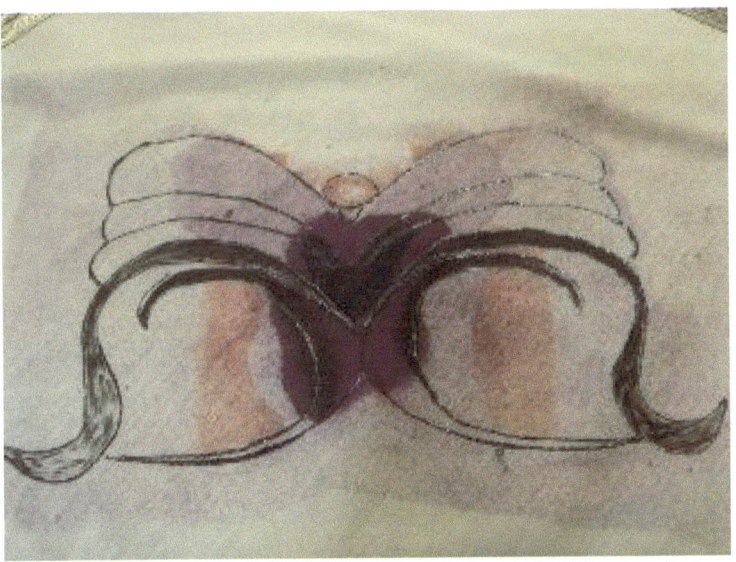

Abbildung 8: Dieses Aufbahrungstuch wurde durch Stoffdrucktechnik gefertigt

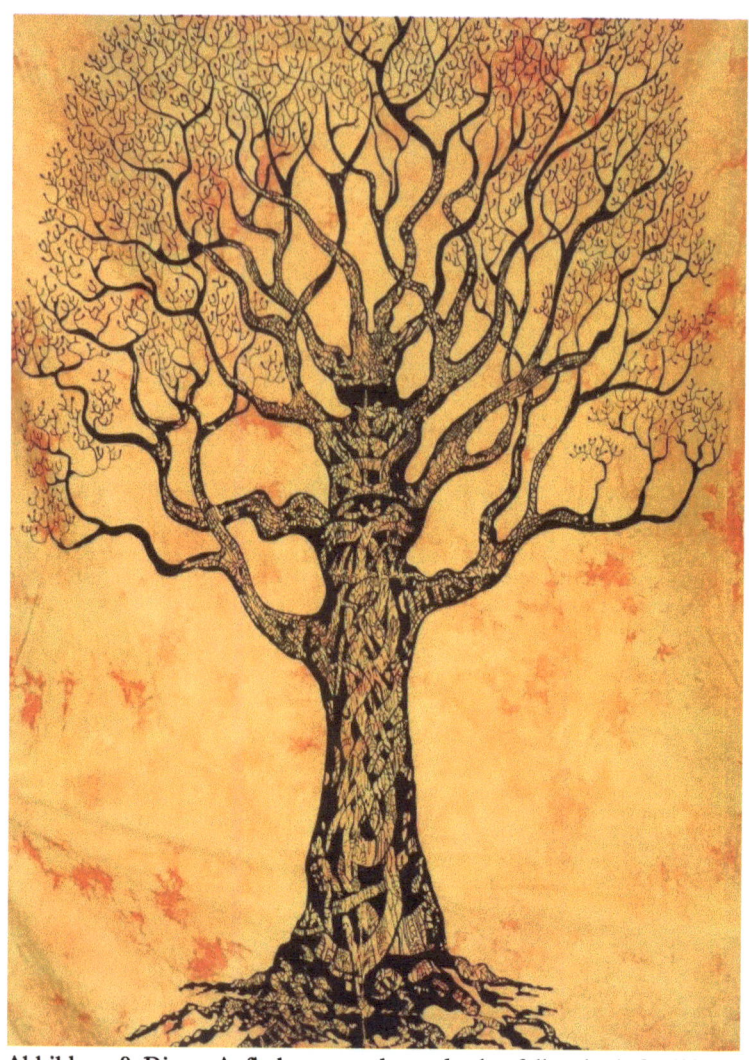

Abbildung 9: Dieses Aufbahrungstuch wurde ebenfalls mittels Stoffdruck-technik gestaltet

VII STERBEN UND TOD IN GESETZLICH ANER-KANNTEN KIRCHEN UND RELIGIONSGESELL-SCHAFTEN

Der Fokus der Darlegungen in diesem Kapitel beschränkt sich auf die Bedürfnisse von christlich Gläubigen, Mitgliedern von evangelischen Freikirchen, von den Zeugen Jehovas, ebenso von Nichtgläubigen in Bezug auf Sterben und Tod. Sie sind es, die derzeit und hauptsächlich in den geriatrischen Einrichtungen leben und betreut werden.

Informationen über Bedürfnisse von Menschen mit unterschiedlichen Glaubensüberzeugungen

Informationen über die spezifischen Bedürfnisse und Riten von Vertretenden anderer gesetzlich anerkannten Kirchen, Religions- und Bekenntnisgemeinschaften in Oberösterreich, entnehmen Sie bitte:

◊ der Broschüre der Geschäftsstelle des Oö. Religionsbeirats (2017), verfügbar unter URL https://www.land-oberoesterreich.gv.at/files/publikationen/Broschuere_Religion_2017.pdf

◊ der Website Bundeskanzleramt Österreich, die über Kirchen und Religionsgemeinschaften in Österreich informiert, verfügbar unter https://www.bundeskanzleramt.gv.at/agenda/kultusamt/kirchen-und-religionsgemeinschaften.html

Die Menschen christlichen Glaubens bilden mit mehr als zwei Milliarden die weltweit größte Religionsgemeinschaft. Aktuell ist die überwiegende Mehrzahl der Bewohnenden in den Alten- und Pflegeheimen christlich gläubig. Zum Christentum gehören die römisch-katholische, die christlich-orthodoxe und die evangelischreformierte Kirche. Den christlichen Gemeinschaften ist der Glaube an den dreieinigen Gott, dass Jesus Christus der Sohn Gottes ist und dass die Seele eines Menschen unsterblich ist, die *„Trinität"*, gemein. Das Buch des christlichen Glaubens ist die Bibel, die aus zwei Teilen besteht, dem Alten und dem Neuen Testament. Die Bücher des Alten Testaments stammen aus vorchristlicher Zeit und umfassen die fünf Bücher Mose, die Bücher der Propheten sowie Psalmen. Das Neue Testament besteht aus den vier Evangelien nach Markus, Matthäus, Lukas und Johannes, die vom Leben Jesu erzählen. Es enthält zudem die Offenbarung des Johannes.

Römisch-katholische Kirche

Bedeutsam ist die 40-tägige Fastenzeit vor Ostern. Schwache und Kranke sind davon ausgenommen. Für Kranke und Sterbende sind die Sakramente der Eucharistie, die Beichte und die Krankensalbung bedeutsam. Riten wie die Kommunionspende und die Segnung sind bedeutsam. Der tote Mensch wird flach gebettet. Die Augen und der Mund werden geschlossen und die Arme über der Brust gekreuzt. Den Verstorbenen wird ein Rosenkranz oder ein Kreuz in die Hände gelegt bzw. liegt die offene Bibel neben dem Totenbett (Klinik Hirslanden Pflegedienst, o. J., S. 18–19).

Christlich-orthodoxe Kirche

1054 n. Ch. trennte sich die orthodoxe Kirche endgültig von der katholischen. Ihr Oberhaupt war von nun an der Patriarch, der oberste unter den Bischöfen. Die orthodoxe Kirche lehnt seither den Papst als Oberhaupt ab, ebenso wie sie die Dreifaltigkeit Gottes ablehnt. War ein Priester der orthodoxen Kirche vor seiner Weihe verheiratet, darf er dies auch nach der Priesterweihe bleiben. Bischof kann jedoch nur werden, wer zuvor Mönch war und das Zölibat einhielt. Die Ostkirchen praktizieren die Ikonenverehrung und sind in ihrer Tradition durch die jeweilige Nation geprägt, in der sie beheimatet sind (Terhart & Schulze, o. J., S. 24).

Für die Gläubigen gibt es viele Fastenzeiten. Meist wird an einem Mittwoch und Freitag gefastet. Zudem gibt es eine 40-tägige Fastenzeit vor dem Palmsonntag, die Karwoche, 40 Tage vor Weihnachten, zwei Wochen vor Mariä Himmelfahrt und vom 8. Tag nach Pfingsten bis zum Fest „Peter und Paul" am 29. Juni, der 4. Januar, der 29. August und der 14. September. Verzichtet wird auf Fleisch, Fisch, Eier, Milchprodukte, Öl und Alkohol. Es gibt fünf Sakramente: die Taufe, die Myronsalbung (Firmung), die Eucharistie, die Beichte und die Krankensalbung. Liegt eine Person dieser Glaubensgemeinschaft im Sterben, sollte ein orthodoxer Priester hinzugezogen werden. Der Leichnam wird flach gebettet. Die Augen und der Mund werden geschlossen und die Arme über der Brust gekreuzt (Klinik Hirslanden Pflegedienst, o. J., 24–25).

Evangelisch-reformierte (protestantische) Kirche

Die protestantischen Kirchen entstanden im 16. Jahrhundert. Die Kirche und ihre Würdenträger hatten sich von zentralen biblischen Aussagen abgewandt und verfolgten stattdessen weltliche Ziele. Vor allem die Praxis des Ablasshandels, bei der weltliche Sünden gegen Geldopfer ausgeglichen wurden, kritisierte der Mönch Martin Luther scharf. Er verfasste 95 Thesen, das waren Kritikpunkte an der Kirche, die er 1517 an die Tür der Schlosskirche zu Wittenberg schlug, woraufhin die Reformation eingeläutet wurde. Zur Erinnerung an dieses Ereignis feiern die dem evangelischen Glauben angehörigen Personen alljährlich am 31. Oktober das Reformationsfest. Luther übersetzte die Bibel in nur elf Wochen während seines Aufenthalts auf der Wartburg ins Deutsche und machte sie dadurch vielen Menschen zugänglich. Als er starb, hinterließ er eine reformierte Kirche, die sich von der römisch-katholischen dadurch unterschied, dass das Wort Gottes im Mittelpunkt stand (Terhart & Schulze, o. J., S. 33–34).

Zugehörige der evangelisch-reformierten Kirche feiern die Sakramente der Taufe und des Abendmahls (Klinik Hirslanden Pflegedienst, o. J., 22–23). Anders als in der katholischen Kirche wird in der evangelischen Kirche das Abendmahl meistens nur an Feiertagen gefeiert. An Sonntagen kann ein Wortgottesdienst besucht werden. Auf Wunsch feiert ein Pastor mit einem sterbenden Mensch das Krankenabendmahl, eventuell im Beisein der Angehörigen. Manche evangelisch Gläubige verbinden daher mit dem *„Abendmahl"* die *„letzte Wegzehrung"*.

Ein Pastor kann auch den Sterbesegen sprechen:

„Es segne dich Gott, der Vater, der dich nach seinem Ebenbild geschaffen hat.

Es segne dich Gott, der Sohn, der dich durch sein Leiden und Sterben erlöst hat.

Es segne dich Gott, der Heilige Geist, der dich zum Leben gerufen und geheiligt hat.

Gott der Vater und der Sohn und der Heilige Geist geleiten dich durch das Dunkel des Todes.

Er sei dir gnädig im Gericht und gebe dir Frieden und ewiges Leben."

Gerne wird der Psalm 23, *„Der Herr ist mein Hirte"*, gelesen.

Der tote Mensch wird flach gebettet. Die Augen und der Mund werden geschlossen und die Arme über der Brust gekreuzt.

Die evangelischen Freikirchen

Die Baptisten gehören zu den ältesten evangelischen Freikirchen. Mitglieder evangelischer Freikirchen praktizieren das Abendmahl und die Krankensalbung. Beide Rituale werden durch einen Gemeindepriester durchgeführt. Ist dieser nicht verfügbar, übernehmen die Ältesten der Gemeinde diesen Dienst. Jede*r Gläubige entscheidet für sich, was ihnen in den letzten Lebenstagen wichtig ist. Es besteht eine Offenheit im Hinblick auf eine palliative Betreuung (Klinik Hirslanden Pflegedienst, o. J., S. 26). Besonders ist die Freiwilligkeit der Mitgliedschaft (Oö. Religionsbeirat, 2017, S. 12).

Die Zeugen Jehovas – eine Glaubensgemeinschaft

Gegründet wurde die Gemeinschaft der *„Zeugen Jehovas"* 1879 von Charles Russell, der die Zeitschrift *„Zions Wachturm"* ins Leben gerufen hatte. Sein Nachfolger war Joseph Franklin Rutherford. Er proklamierte die Theokratie, wonach die Herrschaft Gottes durch die Wachturmgesellschaft ausgeübt wird. Seit 1931 nennt sich diese Glaubensgemeinschaft *„Jehovas Zeugen"*. Die Teilnahme am politischen Leben, etwa an Wahlen, ist den Zugehörigen untersagt, ebenso die Absolvierung des Wehrdienstes. Eine Glaubensgemeinde wird von den Ältesten der Gemeinde geführt. Es gibt keine Priester.

Selbst bei akuter Lebensgefahr lehnen Jehovas Zeugen Bluttransfusionen ab, zudem Erythrozyten-Konzentrate sowie jene von Leukozyten und Thrombozyten. Die Gläubigen dürfen selbst entscheiden, ob sie beispielhaft Albumin, Immunglobuline, Gerinnungsfaktoren, Interferone, Interleukine oder Wundheilungsfaktoren zu sich nehmen wollen.

Jehovas Zeugen verzichten auf Fleisch, das nicht ausgeblutet ist, auch auf Wurst mit Spuren von Tierblut. Wenn sie Fleisch oder Wurst konsumieren, beziehen sie beides aus jüdischen Fleischereien.

Sie feiern weder Weihnachten noch Ostern oder Namens- und Geburtstage. Am ersten Vollmond nach Frühlingsbeginn wird das Abendmahl gefeiert. Jehovas Zeugen duzen sich und reden sich mit „Bruder" und „Schwester" an. Die Betreuung der Kranken und Sterbenden, die Sorge um ihr leibliches und geistiges Wohl, wird von mehreren Gemeindeangehörigen übernommen. Für Sterbende bedarf es keinerlei Zeremonien. Alleinig der Glaube an die Auferstehung begleitet den Sterbeprozess (Neuberger, 1995, S. 82–83; Klinik Hirslanden Pflegedienst, o. J., S. 34).

VIII WÜRDEVOLLES GEDENKEN

Es bieten sich viele Möglichkeiten an, um den Menschen, die in einer Altenpflegeeinrichtung lebten und dort gestorben sind, würdevoll zu gedenken.

Ein Ort des Gedenkens

Gedenkorte sollten neutral gestaltet werden, damit sich alle Bewohnenden des Alten- und Pflegeheimes, ob kirchennah oder -fern, möglichst angesprochen fühlen. Zudem sollte der Ort des Gedenkens sauber und ordentlich sein. Beispielsweise werden Motive mit metaphorisch-symbolischem, religiösem oder spirituellem Inhalt selbst gemalt oder fotografiert und am Ort des Gedenkens aufgehängt bzw. aufgestellt.

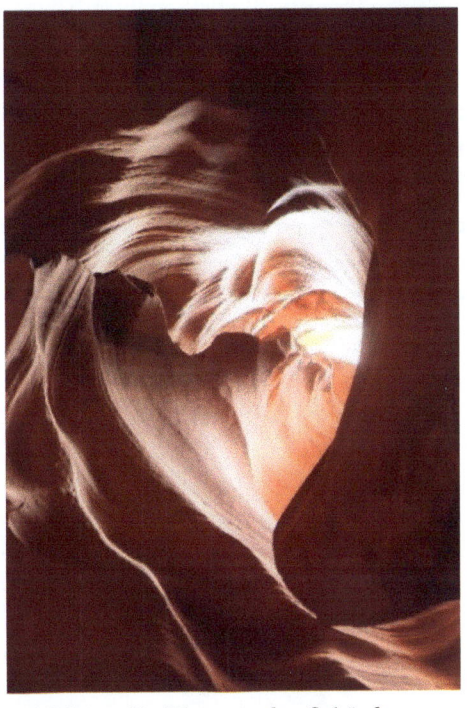

Abbildung 10: Ein von der Schöpfung geschenktes Herz im Antelope Canyon, USA

Je abstrakter die Motive, desto höher die Wahrscheinlichkeit, dass sich möglichst viele Personen mit dem Motiv durch eine individuelle Bedeutungszuschreibung identifizieren können. Jede*r sieht das, was sie/er sehen „will".

Mein Vater verstarb nach schwerer Krankheit in der Nacht vom Karsamstag zum Ostersonntag. Mit seinem Tod endete für ihn ein mühsamer, von quälenden Symptomen belasteter Kreuzgang. Trotz überwältigender Trauer spürte ich in mir am nächsten Morgen die Kraft der Auferstehung. Noch nie zuvor konnte ich dieses Wunder derartig intensiv fühlen wie an diesem Tag. Es drängte mich zum Ausdruck meiner Wahrnehmung und am Morgen nach seinem Ableben malte ich das Bild „Morgenröte". Es symbolisiert die Hoffnung des Lichtes nach Durchwanderung der Dunkelheit. Das zunehmend hell leuchtende Sonnenlicht kündet vom Neubeginn. Die orange-gelben Farbtöne wirken heilsam. Der angedeutete Horizont weitet den Blick in die Unendlichkeit, ahnend, dass die vorausgegangenen Seelen die verheißende bedingungslose Liebe erfahren.

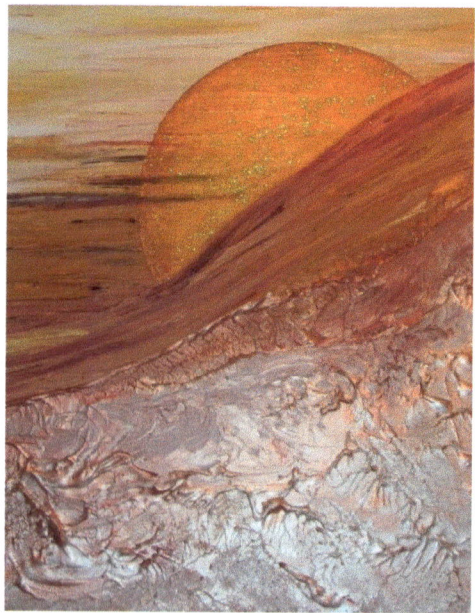

Abbildung 11: Morgenröte

Das Bild „Auferstehungshoffnung" – ein Sinnbild für die Auferstehung

Das von mir gemalte religiöse Motiv, ein Acryl-Bild, trägt den Titel „Auferstehungshoffnung". Kleinere und größere, eckige und runde Steine symbolisieren die vielfachen Herausforderungen, mit denen jeder Mensch im Laufe seines Lebens konfrontiert wird. Doch die Wege führen bergan und schließlich wandeln sich Stolpersteine zu Meilensteinen, aus denen Menschen mit einem Zuwachs an Erkenntnissen und Einsichten hervortreten. Die Hoffnung auf Auferstehung und seelische Heilwerdung wurde durch das Kreuz, die frei fliegenden Vögel und durch goldene, rötliche und gelbliche Farbtöne dargestellt.

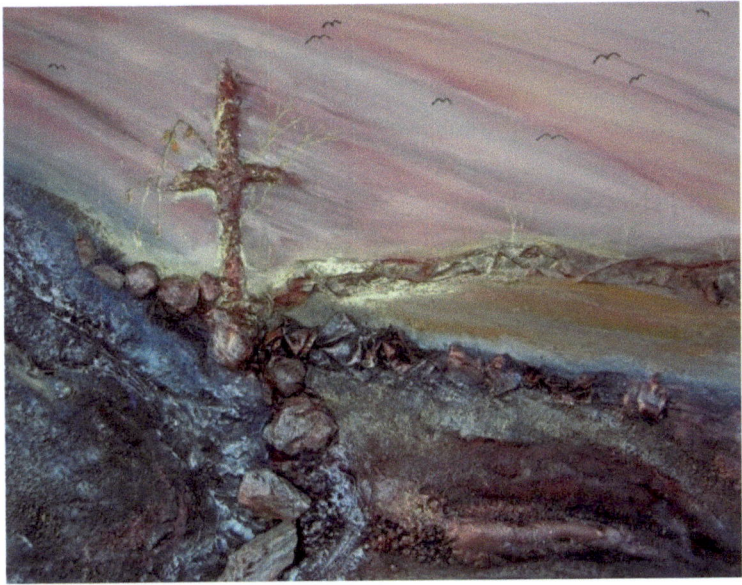

Abbildung 12: Auferstehungshoffnung

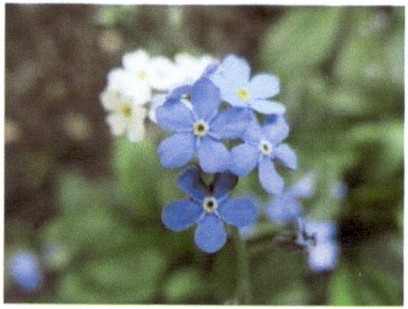

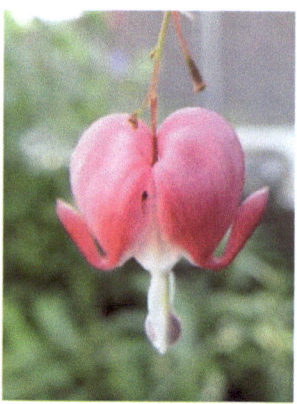

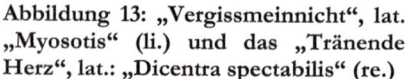

Abbildung 13: „Vergissmeinnicht", lat. „Myosotis" (li.) und das „Tränende Herz", lat.: „Dicentra spectabilis" (re.)

Auch Fotos von Blüten und anderen Naturelementen eignen sich zur ästhetischen Gestaltung eines Gedenkplatzes. Dies kann die Fotografie eines *„Vergissmeinnicht"* sein. Das *„tränende Herz"* steht für die unerwiderte bzw. vergängliche Liebe. Je nach Jahreszeit können die Fotos gewechselt werden, etwa ein Rosenbild im Sommer und eines für den Winter.

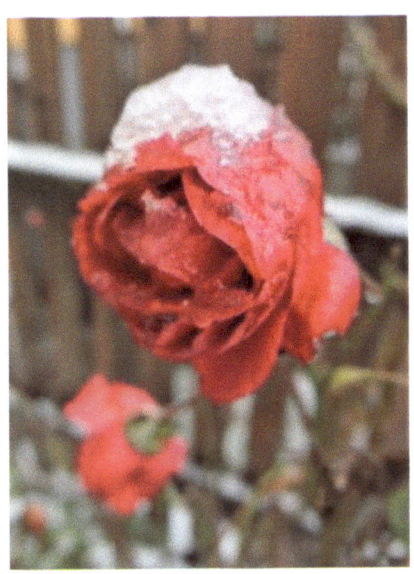

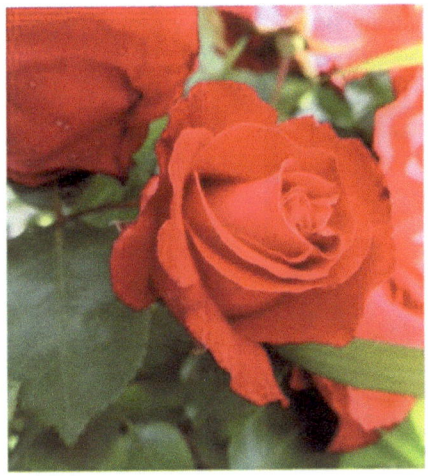

Abbildung 14: Rosen – Sinnbild für die
ewige Liebe

Tau auf Blättern und in Blütenkelchen symbolisiert den heilsamen Tränenfluss.

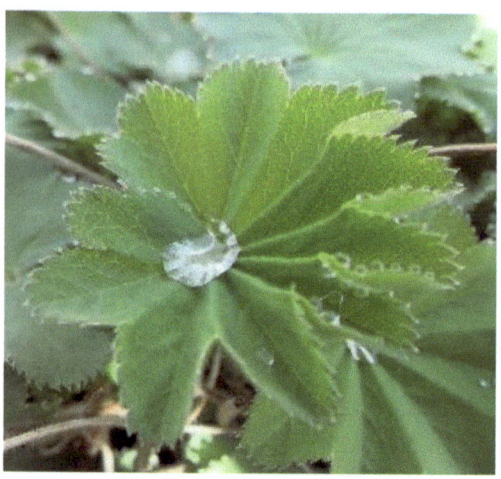

Abbildung 15: Tau symbolisiert den heilsamen Tränenfluss; ebenso steht es für das lebensspendende Wasser

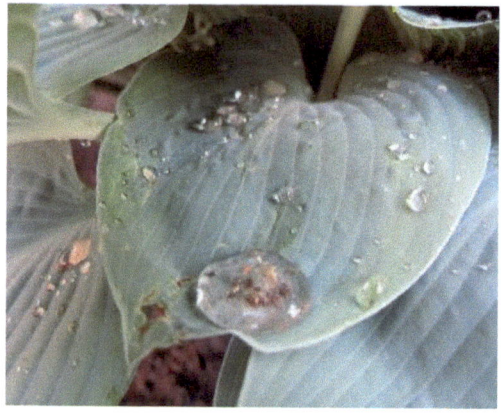

Das Buch des Gedenkens

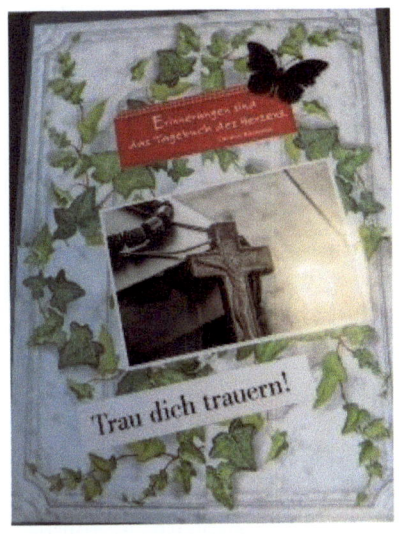

In einem Gedenk- oder Erinnerungsbuch kann für einen verstorbenen Menschen eine, können auch mehrere Seiten kreativ gestaltet werden. Die Individualität einer Person und wie sehr sie ein einzigartiges Mitglied unserer Menschengemeinschaft war, kommt durch passende Texte, Erinnerungsfotos, Zeichnungen, Farben, Verzierungen und kunstvolle Handschriften zum Ausdruck.

Abbildung 16: Gedenkbuch

Fotos, Texte, Sinnsprüche und Erzählungen aus dem Leben eines verstorbenen Menschen helfen, die Erinnerung an ihn zu erhalten. Auch Hoffnungen und Wünsche finden darin ihren Platz.

Angehörige und auch Teammitglieder nehmen diese Möglichkeit des bewussten Abschieds gerne wahr. Angehörige schätzen es, dass sie einige Zeit nach dem Begräbnis zu diesem Anlass nochmals in das Altenheim kommen können. Sie verweilen vielleicht nochmals in Stille vor dem Zimmer, in dem der alte Mensch den Lebensabend zubrachte, suchen die Kapelle auf oder kommen mit den Mitbewohnenden und den Betreuenden ins Gespräch über die verstorbene Person und empfangen dabei Trost.

Wand-Tattoo „Baum der Erinnerung"

Ein Wand-Tattoo, beispielsweise ein Laubbaum, bietet eine Möglichkeit des Gedenkens, die keinen Platz verstellt. Die Namen der verstorbenen Heimbewohnenden werden auf die einzelnen Blätter geschrieben. Es könnten auch kleine Rahmen mit den Fotos der Verstorbenen an die Äste des Baumes „*gehängt*", etwa geklebt, werden.

Kleine Trostgeschenke für die Hinterbliebenen

Mittels kleiner Geschenke kann Hinterbliebenen ein Zeichen der Verbundenheit, Dankbarkeit und des Trostes mit nach Hause gegeben werden. Hierzu einige Beispiele:

Kleine Symbole zum Auswählen

In der Glasschale liegen Herzen und Steine zum Mitnehmen für die Angehörigen bereit. Die Steine können beispielsweise mit den Worten „*Liebe*", „*Freude*", „*Vergebung*", „*Mut*", „*Glück*", „*Trost*", „*Hoffnung*" und „*Vertrauen*" beschriftet sein.

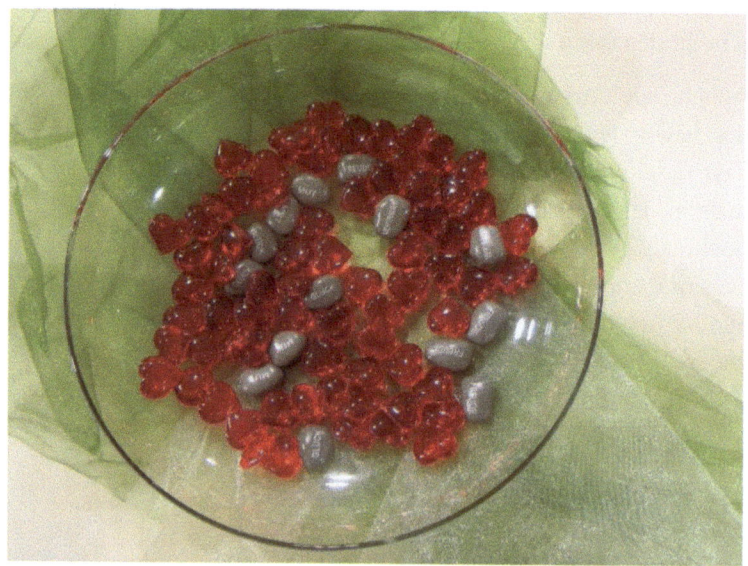

Abbildung 17: Tröstende symbolische Geschenke für die Hinterbliebenen: Herzen und beschriftete Steine

Betreuende in geriatrischen Pflegehäusern erleben selbst Freude und Erholung, indem sie für andere kleine Geschenke, etwa Schmetterlingsmotive auf Steinen, gestalten. Eine Zusammenkunft der Betreuenden, bei der kreativ gestaltet wird, dient darüber hinaus ihrer Psychohygiene. In diesen Stunden können die Erlebnisse und Wahrnehmungen im Zuge der Altenarbeit einander mitgeteilt werden. Vor allem die persönliche Begegnung der Betreuenden steht hierbei im Vordergrund.

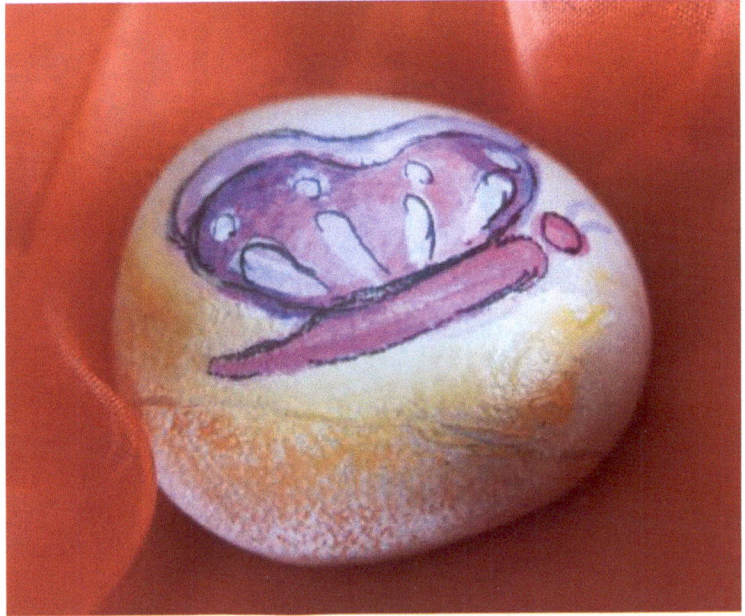

Abbildung 18: Ein weiteres Trostgeschenk: ein Stein, bemalt mit einem Schmetterling, Symbol für die Transformation

Karten

Auf einer Karte könnten tröstende Worte, Sinnsprüche, Psalmen bzw. ein Gruß des betreuenden Teams geschrieben stehen:

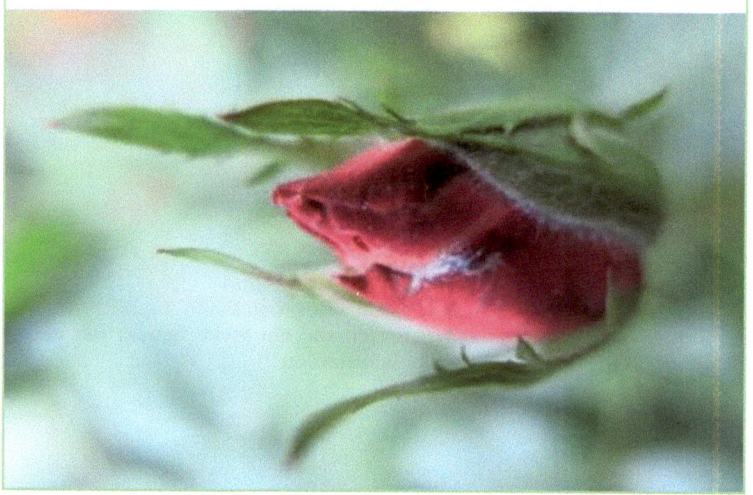

Werte Angehörige,

ein lieber Mensch ist von uns gegangen.

Wir danken Ihnen für Ihr Vertrauen und dass wir Ihnen lieben Angehörigen begleiten durften. Das Team des Zentrums für Betreuung und Pflege X wünscht Ihnen achtsame Menschen, die Ihnen in dieser Zeit tröstend zur Seite stehen.

Je schöner und voller die Erinnerung, desto schwerer ist die Trennung. Aber die Dankbarkeit verwandelt die Erinnerung in eine stille Freude.

Dietrich Bonhoeffer

Abbildung 19: Eine Karte mit einem tröstenden Text für die An- und Zu-gehörigen

Weihrauch, der für die Linderung des seelischen Schmerzes steht, kann in kleinen Tüllsäckchen oder in hübschen Dosen gereicht werden, ebenso kleine Kerzen des Gedenkens und Lichter der Hoffnung.

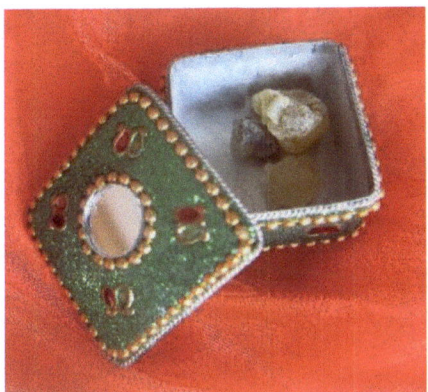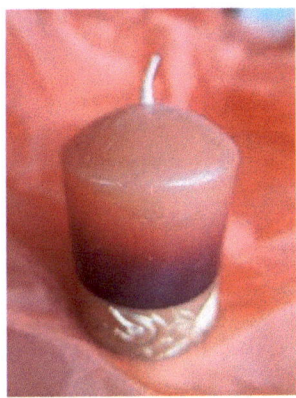

Abbildung 20: Weihrauchharz oder kleine Kerzen für die An- und Zugehörigen

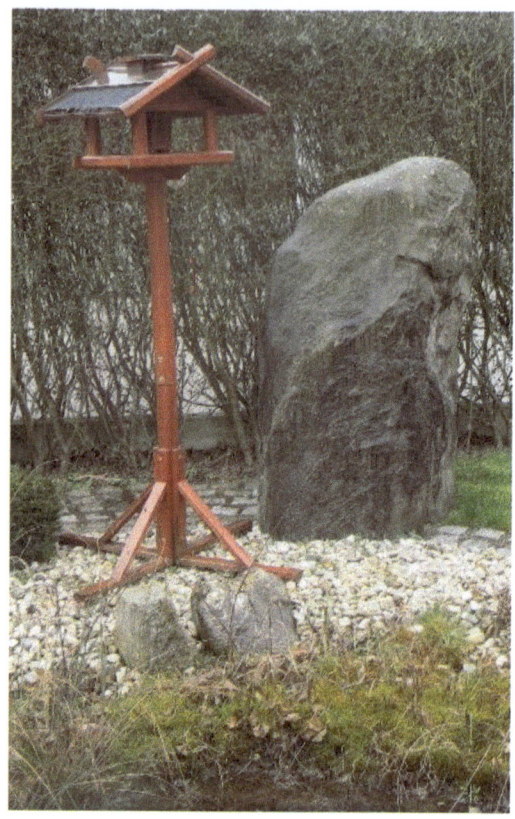

In den Parks bzw. Gärten einiger Altenpflegeeinrichtungen gibt es einen *„Stein der Erinnerung"*, bei dem der Verstorbenen gedacht werden kann. Kleine beschriftete oder bemalte Steine können dort abgelegt und die Samen von Sommerblumen eingesetzt werden. Nahe diesem Gedenkort sollte es Sitzbänke zum stillen Verweilen geben.

Abbildung 21: Stein der Erinnerung

Zu bedenken ist, dass dieser Ort des Gedenkens auch für gehbeeinträchtigte Personen und Rollstuhlfahrende problem- und gefahrlos zugänglich ist.

IX MITBEWOHNENDE ÜBER DAS ABLEBEN VON HEIMBEWOHNENDEN INFORMIEREN

Schon die Information über das Ableben von Heimbewohnenden in der Einrichtung hat rituellen Charakter.

Persönliche Mitteilung an Mitbewohnende

Nahestehende Mitbewohnende brauchen eine zeitnahe und einfühlsame Information über das Ableben anderer Bewohnende

Meine Schwiegermutter verbrachte ihre letzten Lebensmonate in einer Altenpflegeeinrichtung. Dort gab es noch keinerlei Maßnahmen zur Implementierung von Hospiz- und Palliativkultur, etwa durch projektförmig angelegte Bildungsmaßnahmen für alle Mitarbeitenden. Eines Tages geriet sie in Sorge, weil ihre Mitbewohnerin nicht zur gewohnten Zeit zum Mittagstisch kam. Erst auf ihre Nachfrage hin wurde ihr sachlich und in Kürze mitgeteilt, dass diese am Vormittag unerwartet verstorben sei. Weder gab es ein Gebet für die Verstorbene noch irgendein Zeichen des würdevollen Gedenkens.

Bewohnende in Altenpflegeeinrichtungen äußern häufig das Bedürfnis, sich von den verstorbenen Mitbewohnenden verabschieden zu wollen. Hierzu bedarf es zunächst einer Klärung darüber, wer sie über das Ableben informiert und welche persönlichen und institutionellen Möglichkeiten des Abschiednehmens es gibt. Die Information über das Ableben sollte ehestmöglich und einfühlsam erfolgen. Auch sollte etwas Zeit eingeplant werden, um Trost zu spenden.

Der Trauerflor

Ein Trauerflor symbolisiert das Mitgefühl gegenüber An- und Zugehörigen, die eigene Betroffenheit. Hierfür wird in der Regel ein
schwarzer Stoff oder ein schwarzes textiles Band verwendet. Beispielsweise bietet der Trauerflor an der Zimmertür einer verstorbenen Person eine ästhetische Möglichkeit, um im Wohnbereich
einer Altenpflegeeinrichtung auf das Ableben einer Person aufmerksam zu machen. Zusätzlich können eine (Kunst-)Rose
und/oder ein Sinnspruch an der Tür angebracht werden. Kreativ
gestaltetes Schwemmholz oder ein Stein können ebenfalls symbolisieren, dass jemand verstorben ist, siehe Abbildung Nr. 23.

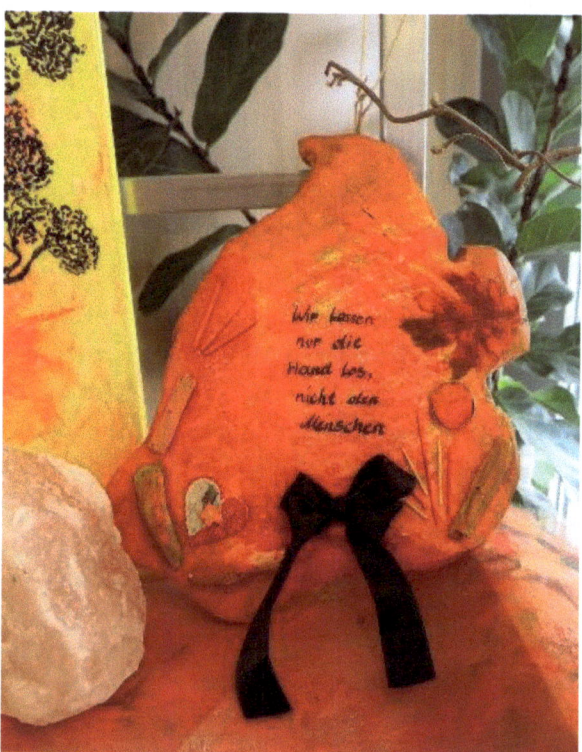

**Abbildung 22: Ein kreativ gestaltetes Schwemmholz mit
einem Sinnspruch fungiert als Trauerflor in einem ober-
österreichischen Alten- und Pflegeheim**

Aushang von Mitteilungsblättern und Parten

In den ersten Stunden nach dem Ableben gibt es noch keine Parten, die über den Tod einer Person informieren. Manche Altenpflegeeinrichtungen haben für diese Zeit EDV-gestützt verschiedene Vorlagen gestaltet, auf denen die wichtigsten Angaben rasch vermerkt werden können: Name, Geburts- und Sterbedatum, ggfs. ein Foto der verstorbenen Person und ein für sie passender Text. Wenn Angehörige später eine Parte bringen, wird diese mehrfach kopiert, anstatt oder zusätzlich zu den Mitteilungsblättern aufgehängt oder eingerahmt und aufgestellt. Möglichst alle in der Einrichtung lebenden und tätigen Personen, auch Besuchende, sollten auf die Information über das Ableben aufmerksam gemacht werden. Geeignete Aushängestellen sind die Personalstützpunkte und Gedenkorte in den Wohnbereichen, der Speisesaal, die Kapelle, das Foyer, die Verwaltung, die wirtschaftlichen und technischen Funktionsbereiche, auch die Lifte.

Nicht zu vergessen sind beispielsweise jene Angestellte, die nur selten oder kurzzeitig mit Bewohnenden Kontakt haben: Haustechniker*innen, Gärtner*innen oder Köch*innen. Eine Wäschedame, die erstmals zu einem Abschiedsritual für Heimbewohnende eingeladen wurde, erzählte, dass sie nur dann vom Ableben der alten Menschen erfahre, wenn die nicht gebügelte Wäsche zurückkomme. Wenn sie beim Austeilen der gewaschenen und gebügelten Wäsche auch nur kurzzeitig mit den Bewohnenden in Kontakt trat, so hatte sie zu ihnen dennoch eine herzliche Beziehung.

X TRAUER- UND ABSCHIEDSRITUALE

Ein Abschiedsritual erleichtert es Trauernden, ihre Sprache wiederzufinden. Rituale helfen, die Begegnung mit dem Tod zu ertragen. Der Trauerschmerz der Hinterbliebenen wird zum Ausdruck gebracht und erste Schritte für ein heilsames Trauern werden eingeleitet.

Gedenken und Verabschieden

Folgend sind einige Rituale beschrieben, die sich für die Verabschiedung von verstorbenen Menschen, ebenso für Trauer- und Gedenkfeiern in Alten- und Pflegeheimen eignen. Sie dauern zwischen 15 und 30 Minuten, je nachdem, wie viele Personen daran teilnehmen. Wegen der zeitlich begrenzten Verfügbarkeit können nicht immer Seelsorgende eingebunden werden, weshalb Mitglieder des betreuenden Teams die Rolle des Ritualbegleitenden (RB) übernehmen. Pflegekräfte haben durchaus den Wunsch, Rituale durchzuführen, jedoch fühlen manche Unsicherheit, ob sie denn die *„richtigen Worte"* finden würden. Die Rituale im Anschluss beinhalten Formulierungsvorschläge, die beliebig durch eigene Worte ersetzt und erweitert werden können. Je freier die Rede, je individueller die Wortwahl und je weniger die Einladung zum Ritual vorgelesen wird, desto natürlicher und authentischer wirkt das Gesprochene. Alle Rituale, die auf den nächsten Seiten beschrieben werden, können entweder im Zimmer der Verstorbenen oder bei einer späteren Gedenkveranstaltung durchgeführt werden.

Ritual „Lebensschiffchen"

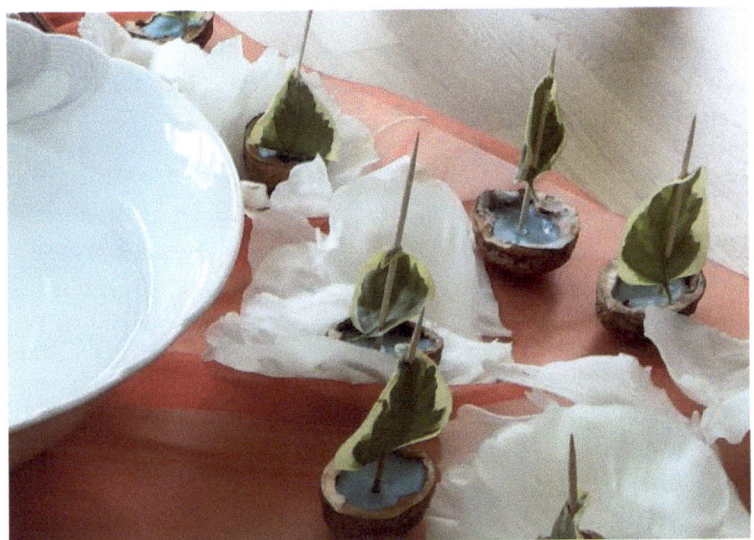

Abbildung 23: Ritual „Lebensschiffchen"

Intention

Bei diesem Ritual wird das *„Lebensschiffchen"* der verstorbenen Person mit Wünschen, Worten des Dankes oder der Würdigung, mit der Bitte um Vergebung, mit Zuversicht und der Hoffnung auf ein Wiedersehen bestückt und ins Jenseits entsandt.

Symbolgehalt des Schiffes und des Wassers

Das Schiff ist ein altes christliches Symbol. Es steht für die Kirche, die über das Meer fährt, um in den sicheren Hafen Gottes zu gelangen. Es symbolisiert ebenso das menschliche Leben, dessen Reise zu Gott oftmals über ein stürmisches Meer des Lebens führt. Dieses Symbol steht für die Überfahrt und die Reise von einem Ort zu einem anderen, vom Diesseits ins Jenseits. Ein Schiff zu besteigen, verlangt dem Menschen Vertrauen ab, da nie gewiss ist, wie die Reise verlaufen wird und was genau uns am anderen Ende erwartet.

Wasser ist die Grundlage und Quelle allen Lebens und hat für die Menschen christlichen Glaubens eine tiefe spirituelle Bedeutung. Es steht für die Gegenwart Gottes und des Heiligen Geistes, für Schutz und Heilung, Klage und Trost, Freude und Lebensfülle, Vergänglichkeit und Ewigkeit.

In der kristallklaren Schönheit des Wassers kommt der Mensch mit der göttlichen Gegenwart und dem ewigen Leben in Berührung: *„Wer aber von dem Wasser trinken wird, das ich ihm gebe, den wird ewiglich nicht dürsten; sondern das Wasser, das ich ihm geben werde, das wird in ihm ein Brunnen des Wassers werden, das in das ewige Leben quillt"* (Joh. 4,14).

Auch in der Schöpfungsgeschichte kommt dem Wasser eine zentrale Bedeutung zu, denn der Geist Gottes schwebte über ihm: *„Die Erde war wüst und wirr und Finsternis lag über der Urflut und Gottes Geist schwebte über dem Wasser"* (1. Mose 1,1).

Nach anhaltenden Dürreperioden erfuhr das Volk Israel den Segen Gottes durch das Regenwasser, wodurch das Leben der Menschen gerettet wurde.

Mit Wasser heilte Jesus einen blinden Mann. Er forderte ihn auf, seine Augen in einem Teich zu waschen: *„Geh und wasch dich in dem Teich Schiloach! [...] Der Mann ging fort und wusch sich. Und als er zurückkam, konnte er sehen"* (Joh. 9,1-7).

In den Klageliedern 2,19 erfahren Gläubige die Ermutigung, sich das Herz beim Herrn auszuschütten: *„Schütte aus wie Wasser dein Herz vor dem Angesicht des Herrn!"* In Psalm 137,1 saßen Trauernde an den Strömen von Babylon und gedachten Zion: *„da saßen wir und wir weinten."* In Johannes 2,1-11 verwandelt Jesus auf einer Hochzeit in Kanaa in Galiläa Wasser in Wein. *„Gottes Brünnlein hat Wasser die Fülle"*, so heißt es in Psalm 65,10.

◊ Eine Wasserschale
◊ Mit Wachs befüllte Nussschalen-Hälften; ein Zahnstocher und ein Pflanzenblatt bilden das Segel
◊ Blütenblätter – auf diesen liegen die Lebensschiffchen und warten darauf, ins Wasser gesetzt zu werden
◊ Ein Seidentuch zur Zierde

Ritualbegleiter*in

„Nun wollen wir gemeinsam ein Ritual durchführen. Hierzu haben wir eine Wasserschale und kleine Lebensschiffchen vorbereitet. Wer möchte, kann nun ein Schiffchen für Frau/Herrn X in das Wasser setzen. Was wollen wir Frau/Herrn X mit auf den Weg ins Jenseits geben? Vielleicht steht das Schiffchen für den Dank oder die Würdigung der/des Verstorbenen. Es könnte auch mit der Bitte um Vergebung, mit Wünschen oder Hoffnungen bestückt werden. Jede und jeder soll für sich entscheiden, ob diese letzten Worte und Botschaften im Stillen wirken oder ob sie mit den hier Anwesenden geteilt werden sollen."

Danach beginnt der/die Ritualbegleiter*in mit der Durchführung des Rituals und lädt die Anwesenden zur Mitwirkung ein.

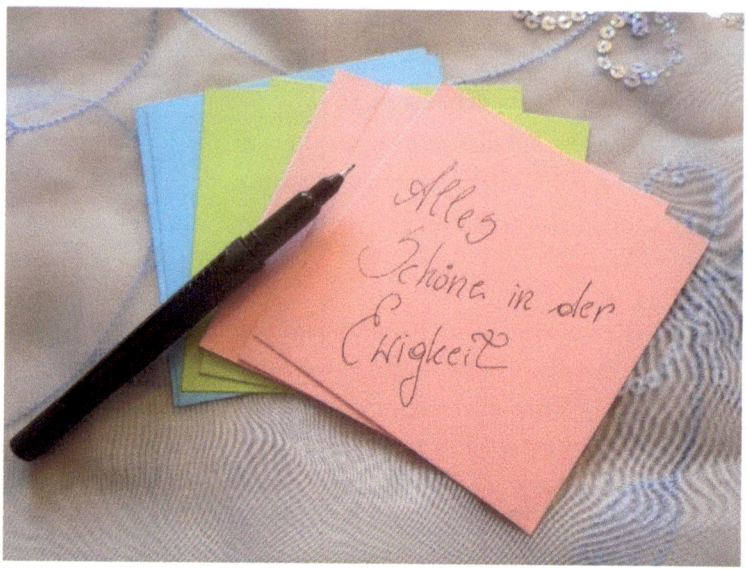

Abbildung 24: Ritual „Geschriebene Worte"

Intention

Bei dem Gedenkritual *„Geschriebene Worte"* können unvergessliche und wertvolle Erinnerungen, Worte des Dankes, des Trauerschmerzes, der Vergebung, Wünsche, Bitten und Hoffnungen für die/den Verstorbenen aufgeschrieben werden. Nebulöse Gedanken und Gefühle der Hinterbliebenen konkretisieren sich, wodurch sie Erleichterung erfahren.

Symbolgehalt

> *„Denn ob etwas ein Leben wird, das hängt nicht von den großen Ideen ab, sondern davon, ob man sich aus ihnen ein Handwerk schafft, ein Tägliches, etwas, was bei einem aushält bis ans Ende"* (Rainer Maria Rilke).

Das geschriebene Wort hilft, sich zu orientieren, Zusammenhänge und den übergeordneten Sinngehalt des Lebens zu begreifen. Durch die Distanz des Entäußerten, das konkrete *„Herausstellen"* aus dem eigenen Kopf, und die dazu nötige *„Übersetzung"* lassen einen Gedanken oft leichter fassbar, klarer erkennbar und damit kommunizierbar werden (Liebmann-Wurmer, 2014, S. 12). Nach großen Verlusten und kaum zu ertragendem Trauerschmerz ist das Schreiben und/oder kreative Gestalten ein heilsamer Weg.

Utensilien

◊ Karten in verschiedenen Farben
◊ Stifte
◊ Kuvert

Ritualbegleiter*in

„Wir haben Karten in verschiedenen Farben vorbereitet, ebenso Stifte. Wer möchte, kann für die liebe Frau X/den lieben Herrn X einen Dank, einen Wunsch oder eine Hoffnung aufschreiben. Alle Karten werden wir dann in einem Kuvert sammeln, das der/dem Verstorbenen mit in den Sarg gelegt wird.“

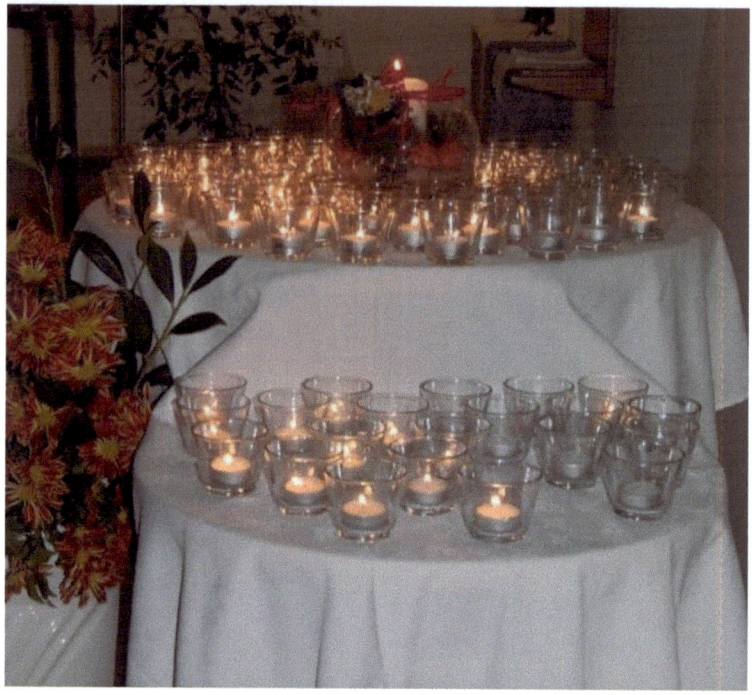

Abbildung 25: Ritual „Kerzenlichter"

Intention

Das Ritual *„Kerzenlichter"* ist ein Gedenkritual. Es wird durch das Anzünden einer großen Kerze, dies kann die Tauf-, Hochzeits- oder Osterkerze sein, eingeleitet. Die Teilnehmenden am Ritual entzünden an dieser Kerze ein Teelicht und stellen dieses in ein Glas. Optional können die brennenden Teelichter auch in eine mit Sand befüllte Schale gestellt werden. Währenddessen kann eine Erinnerung, ein Dank oder eine Bitte für die Verstorbene/den Verstorbenen ausgesprochen werden.

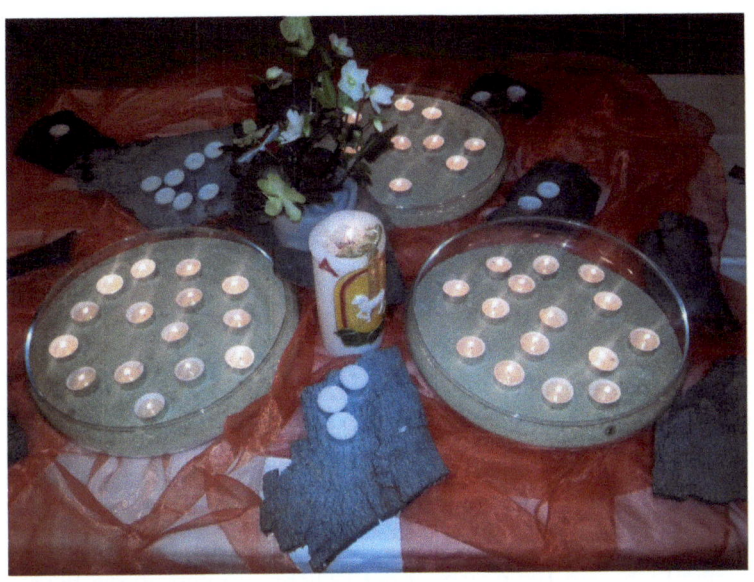

Abbildung 26: Teelichter werden aus Brandschutzgründen in Schalen, die mit Sand gefüllt sind, gestellt; zwischen den Teelichtern wird ein Abstand von etwa 3 cm eingehalten

Symbolgehalt

> *„Deine Sonne wird nicht mehr untergehen noch dein Mond*
> *den Schein verlieren; denn der Herr wird dein ewiges Licht sein,*
> *und die Tage deines Leides sollen ein Ende haben"*
> (Deutsche Bibelgesellschaft, 2020, Jesaja Kap. 60, Vers 20).

Durch das Anzünden einer Kerze wird die Dunkelheit erhellt. Das warme sanfte Licht der Kerzenflamme spendet anheimelnde Geborgenheit, zugleich eine Atmosphäre der Festlichkeit. Für christlich und jüdisch Gläubige symbolisiert die brennende Kerze das ewig leuchtende Licht Gottes. Die Kerzenflamme wird auch mit der Unsterblichkeit der Seelen in Verbindung gebracht, deren Licht ewig leuchtet, weswegen es vor allem an Gedenktagen wie Allerseelen entzündet wird. Durch das Anzünden eines Teelichtes vertrauen wir die Seelen unserer Verstorbenen der liebenden Fürsorge Gottes an. Das Licht der Auferstehungskerze schafft eine tröstende Verbindung zwischen den Lebenden und den Toten und hilft, die Aufmerksamkeit auf die transzendente Beziehung zum vorausgegangenen Menschen zu stärken.

Hatten Kerzen ehemals eine zweckmäßige, weil raumerhellende und wärmende Funktion, so sind sie heute vor allem Bedeutungsträger mit langer Tradition, je nach kulturellem und religiösem Kontext. Im Christen- und Judentum verweist die Kerzenflamme auf das Ewige Licht Gottes, ebenso auf die Unsterblichkeit der Seelen. Schon vor 3.000 Jahren brannte im jüdischen Tempel in Jerusalem unentwegt eine Kerze, um an Gottes Allgegenwärtigkeit zu erinnern. Auch heutzutage brennt in den Synagogen beim Thoraschrein ein *„ewiges Licht"*. Das katholische Kirchenrecht sieht vor, *„dass vor dem Tabernakel, in dem die heiligste Eucharistie aufbewahrt wird, ununterbrochen ein besonderes Licht brennen muss, durch das Christi Gegenwart angezeigt und verehrt wird"* (CIC online, 1983, Canon 940). Dieses Ewige Licht, ein Echtwachs- oder Öllicht, erinnert an die Feuersäule, in der Gott sein Volk aus der Gefangenschaft in Ägypten durch die Wüste in das Gelobte Land führte (Deutsche Bibelgesellschaft, 2020, Ex 13,21).

Konfessionsunabhängig symbolisiert die entflammte Kerze die spirituelle Erleuchtung bzw. das spirituelle Erwachen, eine Wahrnehmung, die jene durch die Sinne übersteigt und mit Einsichten abseits von Logik und Vernunft einhergeht. Eine brennende Kerze erinnert die Lebenden daran, dass das Licht der Seele eines vorausgegangenen Menschen niemals erlischt. Indem die Lebenden der Verstorbenen gedenken, schaffen sie darüber hinaus eine Verbindung zwischen dem Diesseits und dem Jenseits.

Utensilien

◊ Tauf-, Hochzeits-, Auferstehungskerze oder eine andere große Kerze

◊ Stabfeuerzeug

◊ Gläserne Teelichtbehälter

◊ Teelichter und mit Sand befüllte Schalen

„*Wir beginnen dieses Ritual mit dem Anzünden der (Tauf-, Hochzeits-, Os-ter-)Kerze. Ihr warmes sanftes Licht erinnert an die Zusage Gottes (*oder: *an unsere Hoffnung), dass das Licht den unsterblichen Seelen ewig leuchtet. Wir wollen nun innehalten und mit unseren Gedanken und Gefühlen zur verstor-benen Frau X / zum verstorbenen Herrn X gehen. Sie, werte Anwesende, sind nun eingeladen, am Licht dieser großen Kerze ein Teelicht zu entzünden und in ein Glas zu stellen (*oder: *das Teelicht in die mit Sand befüllte Schale zu stellen). Mit jeder Kerze wird es im Raum heller und wärmer. So ist es auch mit der Erinnerung: Jede warme Empfindung, jeder verbindende Gedanke hilft uns, trotz der Trauer in uns weiterzuleben. Wer möchte, kann sagen, wofür das Licht leuchten soll. Alle sagen wir dann: ‚Wir erinnern uns und danken‘.*"

91

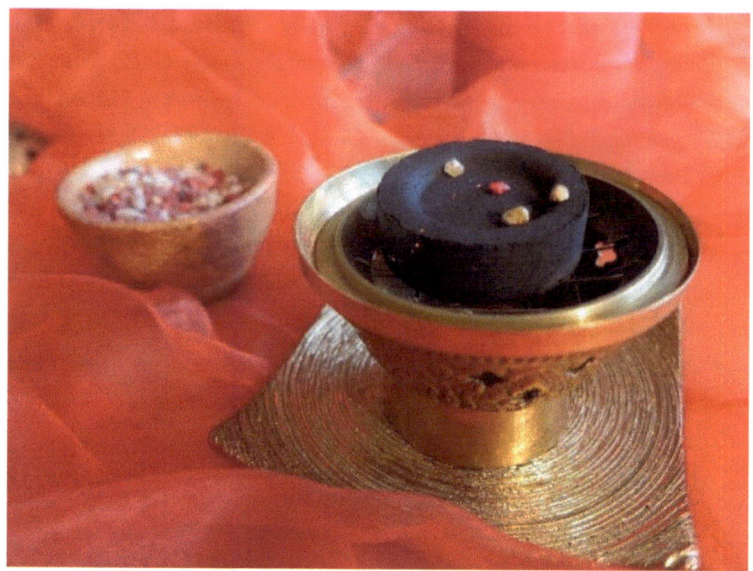

Abbildung 27: Ritual „Himmelsduft – Weihrauch"

Intention

Durch das Ritual *„Himmelsduft – Weichrauch"* soll Schmerz, ob see-
lisch, körperlich oder spirituell, aufgelöst und in Heilsames gewan-
delt werden. Ein Harzkügelchen kann als Zeichen des Dankes, für
die Bitte um Geduld, für ein Zeichen der Versöhnung oder auch
für die Hoffnung stehen. Nachdem das harte Weihrauchharz auf
die glühende Kohle gelegt wurde, verändert es seine Daseinsform.
Es verflüssigt sich und steigt schließlich als Duft in die Luft empor,
ähnlich dem inneren Wandlungsprozess, den die Ritualteilnehmenden während der Trennungs-, Schwellen- und Wiedereingliederungsphase durchleben. Der zum Himmel emporströmende Duft
von Weihrauch gilt seit jeher als die Verbindung zum Göttlichen.
Der sichtbare Wandel des Weihrauchharzes versinnbildlicht demnach die innere Wandlung bzw. *„zeigt"* der Person diese Möglichkeit auf. Nicht alle Körner lösen sich gänzlich auf. Nachdem das
Ritual beendet ist, muss die Kohle vollständig ausgekühlt sein, ehe

sie mitsamt dem übrigen Harz der Natur, der Erde oder dem Wasser, übergeben wird.

Symbolgehalt

Weihrauch symbolisiert die noch nicht geweinte oder hart gewordene Träne des Weihrauchbaumes. Weihrauch ist ein Harz mit einer jahrtausendealten Tradition. Seit dem Altertum wurde Weihrauch auf Altären und in Tempeln verbrannt. Die Ägypter verwendeten Weihrauch zum Einbalsamieren der Toten, als Räuchermittel und zur Desinfektion.

Symbolisch steht der Weihrauch für die Reinigung, Gottesverehrung und das Gebet. In Psalm 141 Vers 2 steht geschrieben: *„Mein Bittgebet sei ein Räucheropfer vor deinem Angesicht."* In der Offenbarung Psalm 8 Vers 3 und 4 ist zu lesen: *„Und ein anderer Engel kam und trat mit einer goldenen Räucherpfanne an den Altar; ihm wurde viel Räucherwerk gegeben, damit er es mit den Gebeten aller Heiligen auf dem goldenen Altar vor dem Thron darbringe. Aus der Hand des Engels stieg der Weihrauch mit den Gebeten der Heiligen zu Gott empor"* (Katholische Bibelanstalt, 2016).

Das kostbare grobkörnige gelbliche, bräunliche oder rötliche Weihrauchharz wird aus dem strauchartigen Weihrauchbaum (*Olibanum*) gewonnen. Wird die Baumrinde beschädigt, sondert der Baum tropfenweise ein Harz ab, weshalb auch von der *„Träne des Weihrauchbaumes"* gesprochen wird.

Früher wurde das Harz nur dann gesammelt, wenn die Rinde auf natürlichem Wege Risse aufwies. Heute wird die Rinde zur Harzgewinnung gezielt angeritzt, was zu einer bedenklichen Dezimierung einiger Weihrauchsorten geführt hat. Die trockenen Harzkörner sind fast geruchlos. Erst beim Verglühen entsteht ein intensiver aromatischer Duft. Das Harz enthält neben ätherischen Ölen, Schleim, Bitter- und Gerbstoffen auch 5–8 % der entzündungshemmend wirkenden Boswellia-Säuren. Weihrauch verlangsamt und vertieft die Atmung und wirkt emotional beruhigend.

Indischer Weihrauch, „*Boswellia serrata*", ist vor allem arzneilich interessant. Das vom Sabalbaum bei Verletzung ausgeschiedene Gummiharz erstarrt zu Klumpen in verschiedenen Formen (Kooperation Phytopharmaka, 2020). Die honiggelben Harzkörner des „*Boswellia sacra*" haben einen Durchmesser von 2–5 mm. Der Baum gehört zur Familie der Balsambaumgewächse, „*Burseraceae*". Die deutsche Bezeichnung dieser Weihrauchart lautet „*Arabischer Weihrauch*". „*Boswellia papyrifera*" und „*Boswellia carteri*" sind weitverbreitete Weihrauchsorten aus Äthiopien, Eritrea und dem Sudan, die vorzugsweise in der christlichen Liturgie Einzug nahmen. Der aus Südafrika stammende Rosenweihrauch, „*Iboza riparia*", ist in den warmen Monaten eine unkomplizierte Beet- oder Kübelpflanze und in den Wintermonaten eine einfach zu pflegende Zimmerpflanze. Die getrockneten Blätter der Pflanze duften süßlich nach Rosen und etwas herb nach Weihrauch.

Utensilien

◊ Eine feuerfeste Räucherschale samt Untersetzer
◊ Holzkohletabletten, auch „*Räucherkohle*" genannt
◊ Eine Kerze, z. B. die Tauf-, Hochzeits- oder Osterkerze (zum Anglühen der Holzkohletablette)
◊ Gekörntes Weihrauchharz

Notwendige Brandschutzmaßnahmen

Bitte beachten Sie bei der Durchführung des Rituals die Hinweise zur Brandverhütung, siehe Kapitel XIII, „*Achtung Kerzenflamme*".

Ritualbegleiter*in

„*Zunächst entzünde ich* (der/die RB) *das Licht der (Tauf-, Hochzeits-, Os-ter-)Kerze. Alles, was uns bewegt, legen wir dann in Form von Weihrauch auf die glühende Kohle. Das Harz wird seine Daseinsform verändern: Es wird flüssig und schließlich als heilsamer Duft zum Himmel emporsteigen. Ähnlich erfahren wir Heilung, indem wir das, was uns bewegt, wahr- und ernst nehmen, um es schließlich vertrauensvoll der Schöpfung zu übergeben. Sie können gerne Ihre Gedanken aussprechen oder das Ritual in Stille vollziehen.*"

(M)ein monatliches Ritual der Selbstfürsorge

Ich mache das Weihrauch-Ritual beispielsweise dann und nur für mich selbst, wenn ich etwas Wunderbares erlebt habe und ich die Fülle bereichernder Erfahrungen bewusst nachempfinden und ich meine Dankbarkeit dafür zum Ausdruck bringen möchte. Hierfür nehme ich mir monatlich ein- oder zweimal an einem Abend Zeit. Auch für all das, was mich traurig, nachdenklich oder ärgerlich stimmt, lege ich ein Weihrauchkörnchen auf die glühende Kohle. Neben der roten Glut erhellt nur die Flamme einer Kerze den Raum, was mir hilft, ruhig zu werden, um mich zu zentrieren. So manch wichtige Entscheidung habe ich in einer solchen Stunde getroffen.

Ich empfehle allen in der Altenpflege Tätigen, für sich selbst regelmäßig ein Ritual zu machen, um den eigenen Seelenregungen nachzuspüren und um die Stimme der Intuition, des Gewissens, zu vernehmen. Ein Ritual wie dieses entschleunigt, rückt das Wesentliche und Bedeutsame in den Vordergrund und unterstützt darüber hinaus ein wertorientiertes, selbstverantwortetes und authentisches Leben.

Ritual „Letzte Herzensgaben"

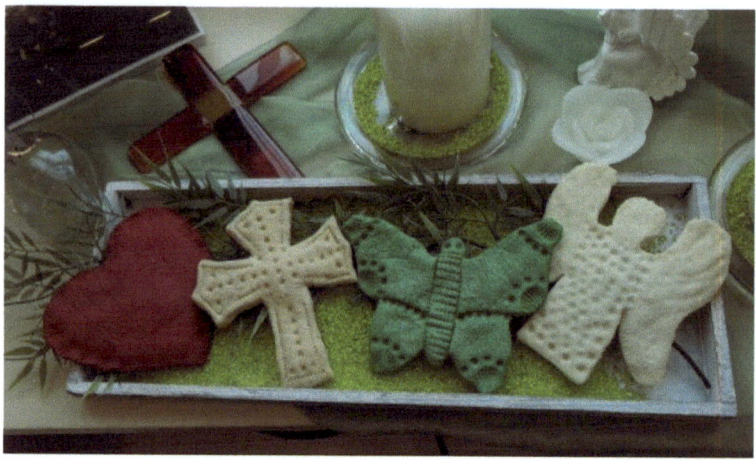

Abbildung 28: Sargbeigaben für das Ritual „Letzte Herzensgaben"; diese wurden von Heimbewohnenden aus Salzteig gestaltet und mit Wasserfarben bemalt

Intention

Das Ritual *„Letzte Herzensgaben"* gibt den trauernden Mitbewohnenden des Alten- und Pflegeheimes, eventuell gemeinsam mit den Pflegenden, die Möglichkeit, für die Verstorbenen eine Sarg- und Grabbeigabe aus Salzteig anzufertigen. Das gemeinsame Kreativsein regt zudem zum heilsamen und trostspendenden Reden über die verstorbene Person, zur Erinnerungsarbeit, auch zum Nachdenken über eigene Glaubenshaltungen im Hinblick auf Leben, Tod und Weiterleben an. Nehmen an Demenz Erkrankte an diesem Ritual teil, könnte als Erinnerungshilfe ein Bild der/des Verstorbenen und eine LED-Kerze auf den Tisch gestellt oder auch ein Gebet für die vorausgegangene Person gesprochen werden.

Symbolik

Diverse Symbole, Herzen, Kreuze, Schmetterlinge und Engel bilden die *„letzten Herzensgaben"*.

Utensilien

◊ Für den Salzteig wird benötigt: 1,5 Tassen Weizenmehl, ½ Tasse Kartoffelstärke oder Tapetenkleister, 2 Esslöffel Öl, 1 Tasse Wasser, 1 Tasse Salz

◊ Nudelholz zum Auswalken des Teiges, Keks-Ausstechformen, Backpapier

Kolorieren des Teiges vor dem Backen:

◊ Soll der Teig mit Gewürzen, beispielsweise mit Paprika-, Nelken- oder Currypulver koloriert werden, muss dies vor dem Backen erfolgen. Optional können auch Wasser- oder Lebensmittelfarben verwendet werden.

Verarbeitung des Teiges

◊ Der Teig wird mit dem Nudelholz etwa ½ cm dick ausgewalkt. Mithilfe von Keks-Ausstechern entstehen diverse Motive. Mittels Stempel oder Borten können feine Strukturen in den Teig gearbeitet werden. Sollen einzelne Teile aufeinander geklebt werden, werden ihre Flächen mit einem Pinsel befeuchtet. Bevor die einzelnen Teile im Backrohr schonend getrocknet werden, werden mit einem Zahnstocher kleine Löcher für Goldfäden oder andere farbige Bändchen in die Teigmasse gestochen.

Das Backen des Teiges

◊ Die Salzteigkreationen werden auf ein mit Backpapier ausgelegtes Backblech gelegt. Etwa ½–1 cm dickes Backwerk wird zunächst 30 Minuten bei 60 °C Umluft getrocknet. Währenddessen soll die Backrohrtür einen Spalt weit offenstehen, damit die Feuchtigkeit des Teiges entweichen kann. Danach werden die Teigschöpfungen weitere 30 Minuten bei 100 °C und noch 2

Stunden bei 120 °C gebacken. Je dicker das Backwerk, desto länger die Backdauer.

Trocknen an der Luft

◊ Salzteig kann auch bei warmer Raumluft trocknen. Hierfür sollten die Teiggebilde nicht zu dick sein und täglich gewendet werden, sodass alle Teile oben und unten gut austrocknen können.

Bemalen der Figuren

◊ Die Salzteig-Kreationen können mit Wasser-, Plakat- oder Acrylfarben bemalt werden. Letztere sind besonders farbintensiv.

Ritualbegleiter*in

„Frau/Herr X ist heute Nacht verstorben. Alle sind herzlich dazu eingeladen, für sie/ihn ein Herz, einen Engel, einen Schmetterling, ein Kreuz oder auch ganz etwas anderes aus Salzteig zu gestalten. Nachdem die letzten Herzensgaben getrocknet sind, werden wir sie den Angehörigen, als Beigabe für den Sarg oder für das Grab übergeben."

schicksalhafte Zumutung sein. Wir wollen dem nachgehen, was ihr/ sein Leben im Wesentlichen geprägt hat.

Sie sind nun herzlich dazu eingeladen, eine Perle, das Symbol für das gewandelte Sandkorn, auszuwählen.

Variante 1: *Danach werden wir die Perlen auf einen Goldfaden fädeln und zu einer Kette des Lebens knüpfen. Wer möchte, kann seine Gedanken mit der Gemeinschaft teilen. "*

Variante 2: *Danach werden wir die Perlen des Lebens in einem Säckchen aus Tüll sammeln. Wer möchte, kann seine Gedanken mit der Gemeinschaft teilen. "*

Ritual „Wertvolle Muscheln"

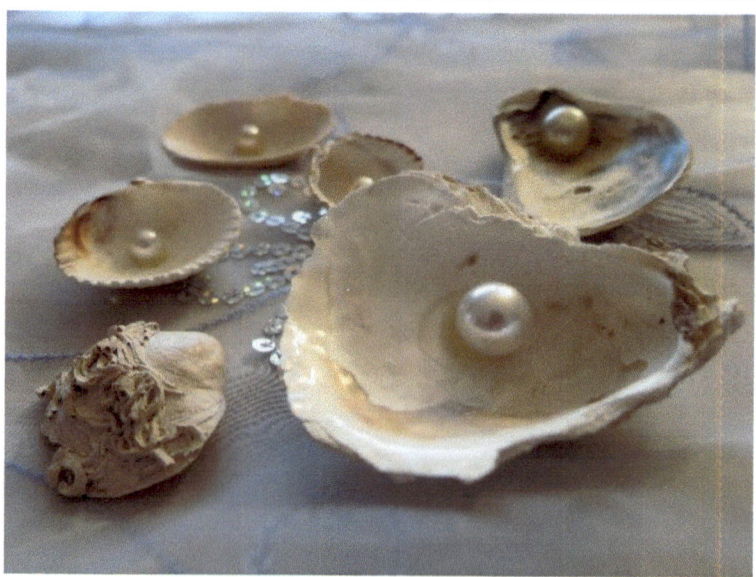

Abbildung 31: Ritual „Wertvolle Muscheln"

Intention

Das Ritual *„Wertvolle Muscheln"* dient der Würdigung eines verstorbenen Menschen. All das, was er durch Arbeit, Liebe, sinnstiftende Haltungen und durch sein individuelles Wesen in die Welt gebracht hat, wird bei diesem Ritual gewürdigt und zugleich sichtbar gemacht. Somit ist es in der Erinnerung für ewig geborgen. Die Hinterbliebenen dürfen am Vorbild des vorausgegangenen Menschen für ihr Leben lernen.

Symbolgehalt

Die Perle entwickelt sich, weil zuvor das Muschelfleisch durch ein Sandkorn, das es nicht abstoßen konnte, *„verletzt"* wurde. Die Muschel wandelte eine schwere Aufgabe, die ihr das Leben gestellt hatte, in eine Gabe. Ohne Sandkorn gäbe es keine Perle. Ohne sich den Lebensherausforderungen zu stellen, gäbe es keine geistig-spirituelle Entwicklung.

Utensilien

◊ Muscheln und Perlen in verschiedenen Größen und Formen
◊ Ein doppelseitiges transparentes Klebeband oder Superkleber
◊ Die Muscheln und Perlen liegen auf einem blauen Tuch, dieses
   symbolisiert das Meer, oder in einer mit Sand befüllten Schale

*Ritualbegleiter*in*

„*Wir hören nun die ‚Legende von der Muschel': Es war einmal eine Muschel,
die am Meeresgrund wohnte und sich wohlfühlte bis zu dem Tag, an dem ein
scharfes Sandkorn in ihre Weichteile geriet und sie wundrieb. Das Tier be-
mühte sich vergeblich, den Fremdkörper abzustoßen. Der Schmerz saß fest.
Was tat die Muschel in ihrer unabänderlichen Lage? Sie ‚weinte' – jedoch
mobilisierte sie auch Kräfte. Sie hüllte das Sandkorn in den Saft ihrer Tränen
und verwandelte es in eine Perle. Die Muschel wandelte eine schwere Aufgabe,
die das Leben ihr stellte, letztendlich in eine Gabe.*"

„*Frau/Herr X hat ein hohes Alter erreicht. In ihrem/seinen Leben gab es
Höhen, etwa die Geburt der Kinder, und es galt auch, Tiefen zu überwinden,
etwa den Krieg und die Nachkriegszeit. Frau/Herr X erarbeitete und
schenkte uns eine Vielzahl an wertvollen Muscheln. Einige wollen wir heute
herausgreifen, um sie in unserer Erinnerung zu bewahren.*

*Wer möchte, kann eine Muschel und eine Perle auswählen. Gerne sind wir
beim Ankleben der Perlen ins Innere der Muscheln behilflich. In dieser Stunde
des Gedenkens wollen wir unsere Gedanken zu den Lebensperlen von
Frau/Herrn X einander erzählen. Wer dies lieber ganz für sich und in Stille
tun möchte, kann dies selbstverständlich machen. Gerne können Sie die wertvolle Muschel mit der Perle mit nach Hause nehmen.*"

Ritual „Die volle Lebensscheune"

„Angesichts der ewigen Wahrheit ist der scheinbar mächtige Tod
ohnmächtig" (Lukas, 2011, S. 178).

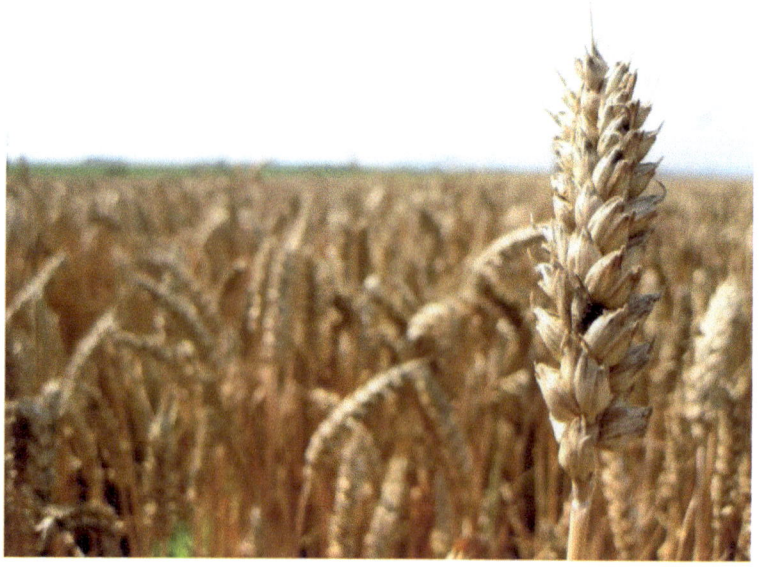

Abbildung 32: Ritual „Die volle Lebensscheune"

Intention

Das Ritual *„Die volle Lebensscheune"* unterstützt die Trauernden beim Einbringen und Bergen des kostbaren Korns in die Scheune des Lebens für die Ewigkeit. Das eingebrachte Korn steht für die Liebe, Geborgenheit, Glückseligkeit und für die überschwängliche Freude. Ewig geborgen sind genauso die Lebensphasen, in denen es galt, Leid zu ertragen und allem zum Trotz, dem Tage und der zwischenmenschlichen Beziehung, das Beste abzuringen. Auch das aufrechte Bemühen um einen guten Ausgang ist Korn vom Feinsten. Der Tod kann weder die Gipfelerlebnisse noch die Leiderfahrungen eines Menschenlebens zerstören, weil all das Erlebte in der Erinnerung unverlierbar geborgen und unzerstörbar ist. Die Existenzanalyse von Viktor Frankl lehrt uns, dass nur die Möglichkeiten, die wir hätten, jedoch nicht verwirklichen, vergänglich sind.

106

Sobald wir jedoch die im Leben verfügbaren Möglichkeiten verwirklicht haben, sind sie nicht mehr vergänglich, nur *vergangen.* Genau in diesem *„Vergangen-Sein"* sind sie hineingerettet *„für alle Ewigkeit".* Keinesfalls kann man aus der Zeitdauer eines Menschenlebens auf dessen Sinnfülle schließen (Frankl, 1946, S. 51).

Symbolgehalt

Die Kornähre symbolisiert die Ernte des Lebens.

Utensilien

◊ Ein Korb mit Kornähren
◊ Kärtchen mit einem Zitat von Viktor Frankl aus seinem Scheunengleichnis: *„In der Vergangenheit ist nichts unwiederbringlich verloren, sondern alles vielmehr ewig geborgen"* (Frankl, 2002, S. 9).

Ritualbegleiter*in

„Frau/Herr X durfte ein langes Leben führen. Es gab viele Gipfelerlebnisse und Wanderungen durch tiefe Täler. Heute fühlen wir den Schmerz des zu Ende gegangenen Lebens. Doch auch wenn Frau/Herr X im Tod zwar kein Leben mehr ‚hat', so ‚ist' sie/er nun das Leben, an das wir uns stets erinnern können. Hören wir nun das Gleichnis von der vollen Lebensscheune:

‚Er (der Mensch) sieht nur das Stoppelfeld der Vergänglichkeit – aber er sieht nicht die vollen Scheunen der Vergangenheit. Er will, daß die Zeit stillstehe, auf daß nicht alles vergänglich sei; aber er gleicht darin einem Manne, der da wollte, daß eine Mäh- und Dreschmaschine stille steht und am Platz arbeitet, und nicht im Fahren; denn während die Maschine übers Feld rollt, sieht er – mit Schaudern – immer nur das sich vergrößernde Stoppelfeld, aber nicht die gleichzeitig sich mehrende Menge des Korns im Innern der Maschine. So ist der Mensch geneigt, an den vergangenen Dingen nur zu sehen, daß sie nicht mehr da sein; aber er sieht nicht, in welche Speicher sie gekommen. Er sagt dann, sie sind vergangen, weil sie vergänglich sind – aber er sollte sagen: vergangen

sind sie; denn: Einmal gezeitigt, sind sie für immer verewigt", so Viktor Frankl."[1]

(Betont und langsam sprechend):

„In der Vergangenheit ist nichts unwiederbringlich verloren, sondern alles vielmehr ewig geborgen."[2]

„In dieser Stunde wollen wir auf die volle Scheune von Frau/Herrn X blicken und uns dessen gewahr werden, dass sie von ihr/ihm im Laufe ihres/seines Lebens mit feinem Korn gefüllt wurde. Hierzu zählen nicht nur die großen Errungenschaften. Es wurden auch Werke der Liebe und der Versöhnung in die Scheune eingebracht. Auch die Weise, wie Frau/Herr X auf die Herausforderungen des Lebens geantwortet hat, wie sie/er beispielsweise die Mühen des Alters auf sich genommen hat, trug zur Kornfülle der Lebensscheune bei.

In einem Weidenkorb liegen Kornähren bereit. Wer möchte, kann nun eine Ähre zum Gedenken an die Verstorbene/den Verstorbenen mit nach Hause nehmen, ebenso einen Textausschnitt aus dem Scheunengleichnis von Viktor Frankl, das wir soeben gehört haben. Wer möchte, kann mit den Anwesenden teilen, wofür die Ähre steht. Wer dieses Ritual für sich und in Stille durchführen möchte, kann dies selbstverständlich auch tun."

---

[1] Frankl, 2012, S. 48.
[2] Frankl, 2002, S. 9.

Ritual „Herz"

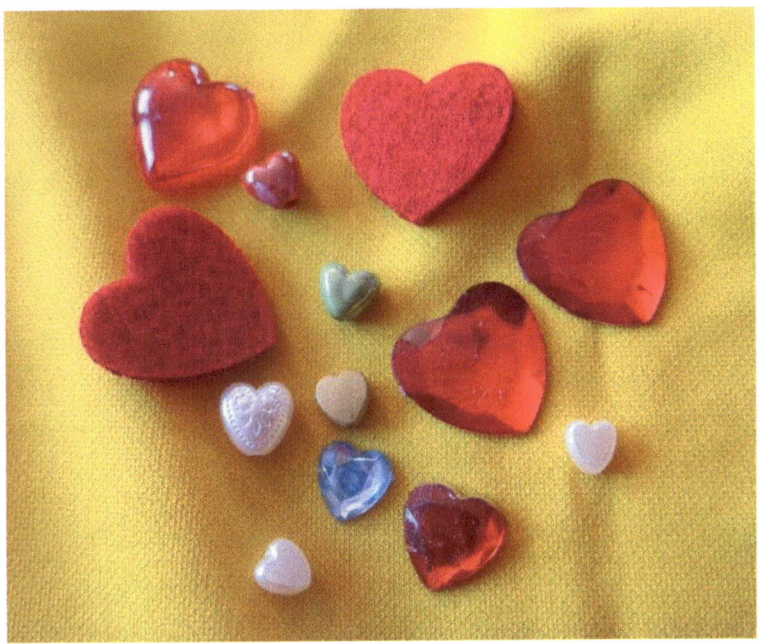

Abbildung 33: Ritual „Herz"

Intention

Das Ritual „*Herz*" hilft bei der Gestaltung der liebenden Verbindung zur/zum Verstorbenen über den Tod hinaus. Wenn auch der Körper vergeht, die Liebe bleibt ewig.

Symbolik

Das symbolträchtige Herz steht für die ewige Liebe. Es kann auch als Symbol für Dankbarkeit und die empfangene Herzenswärme und Güte gestalterisch zum Einsatz kommen. Das Herz steht ebenso für Kraft und Durchhaltevermögen, weshalb es den trauernden Hinterbliebenen zur Stärkung ihrer Lebenskraft übergeben werden kann.

◊ Herzen aus Glas, Kunststoff oder Filz
◊ Die Herzen können auch als Geschenkpapier gestaltet, foliert
und mit einem Aufhängeband versehen werden

Ritualbegleiter*in

„*Das Herz steht für die ewige Liebe, auch für Dankbarkeit, für Herzenswärme und Güte. Bitte nehmen wählen Sie ein Herz aus, das sie an die liebende Verbindung zu Frau/Herrn X erinnern soll, die niemals endet.*"

Ritual „Der lebendige Samen"

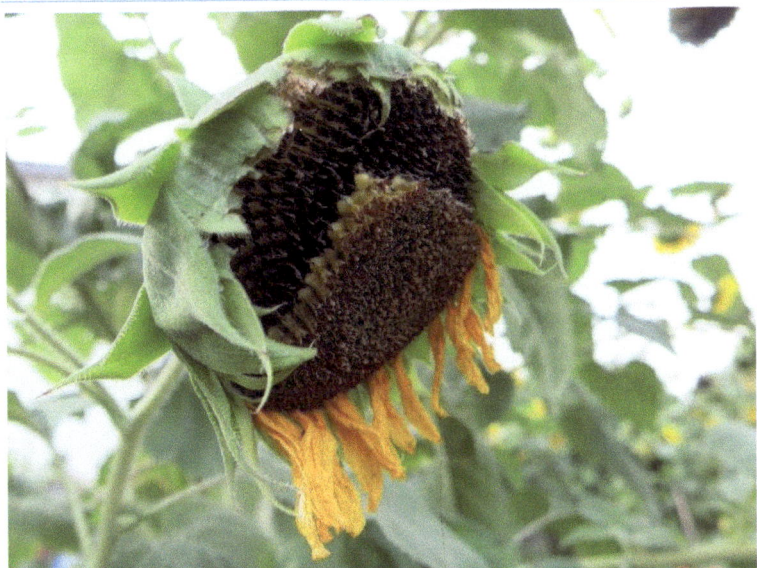

Abbildung 34: Ritual „Der lebendige Samen": Scheinbares Vergehen

Intention

Das Ritual *„Der lebendige Samen"* ist ein Weg durch Abschied, Tod und Trauer hindurch, um schließlich die Hoffnung auf das Weiterleben zu stärken. Nach der Hochblüte ihres Lebens wirft die Sonnenblume ihre Samen ab und scheint zu vergehen und zu sterben.

Bei diesem Ritual wird der Samen einer Sonnenblume in die dunkle Erde gelegt, was die schmerzvolle Trennung von einem geliebten Menschen durch den Tod symbolisiert. Wir können einander nicht mehr sehen, umarmen und hören. Dennoch entwickelt sich der Samen im Erdreich zu neuem Leben, bis dieser schließlich in einer anderen Daseinsform aufersteht.

111

„*Wer stirbt, erwacht zum ewigen Leben*“
(Franz von Assisi).

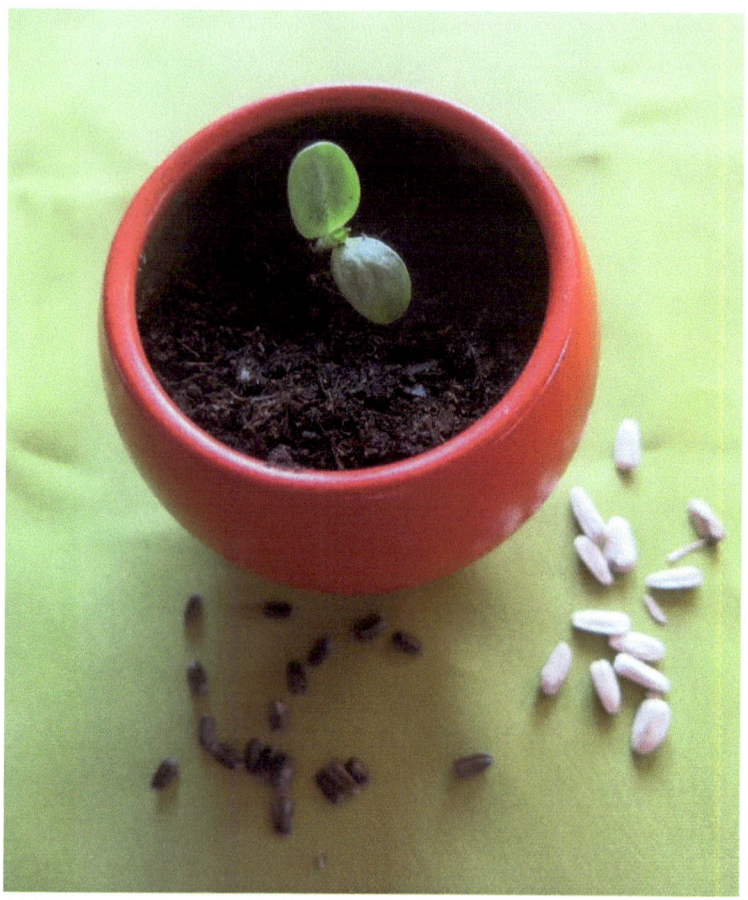

Abbildung 35: Ritual „Der lebendige Samen“: Keimen und Wachsen

Das Samenkorn ist ein starkes Symbol der Hoffnung. Der Samen ist der Keim einer Blüte, die er loslassen muss, um zu Boden zu fallen. Dieses vermeintliche „Sterben" bildet zugleich die Voraussetzung für die Entfaltung von neuem Leben. Wenn auch das Samenkorn unter der dunklen Erde zunächst nicht sichtbar ist, so lebt es doch und stiftet Sinn. Selbst das Samenkorn, das sich nicht zu einem Keimling entwickelt, zerfällt und trägt zur Mehrung des Erdreiches bei. Dieses wiederum bildet den Nährboden für jegliches andere Keimgut. Es liegt an uns zu entscheiden, in welcher Haltung wir die Zeit bis zum Emporwachsen des Keimlings verbringen: ängstlich und zweifelnd oder vertrauend und hoffend. In der Zeit der Trauer erweisen sich das Gießen des Erdreichs, das Platzieren des Samentöpfchens an einem hellen sonnigen Ort und das Beobachten des wachsenden Keimlings als tröstend. Wohltuend sind begleitende Gespräche über das Wesen des Samens. Im übertragenen Sinn steht er für die Erinnerung an den geliebten Menschen und für seine Werke der Liebe. Diese werden nie vergehen, sondern die Welt in jedem Fall weiter bereichern, ob keimend oder zu Erde zerfallend. Die Sonnenblume wendet darüber hinaus ihr Gesicht immer der Sonne zu.

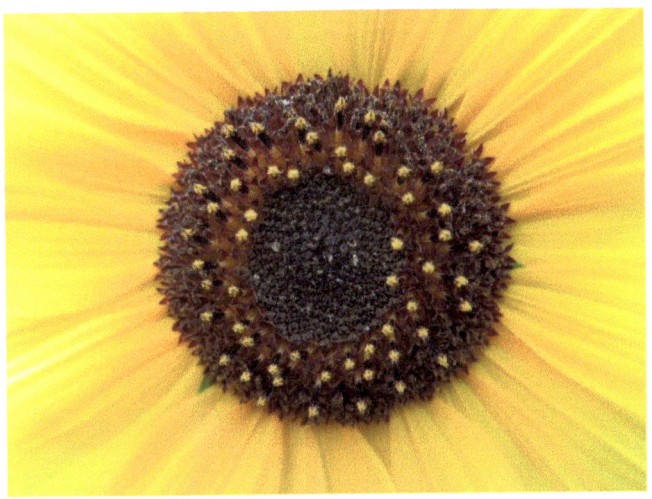

Abbildung 36: Ritual „Der lebendige Samen": Blühen

Die jungen Sonnenblumen können nach wenigen Wochen als Gestaltungselement in Gedenkfeiern verwendet werden.

Utensilien

◊ Samen von groß- und/oder kleinwüchsigen Sonnenblumen
◊ Pflanzgefäß/e
◊ Kleine Löffel
◊ Blumenerde

Ritualbegleiter*in

„Würde die Sonnenblume ihre Samen nicht loslassen, sie könnten nicht zur Erde fallen, um neues Leben hervorzubringen. Jede und jeder von uns kann nun ein Samenkorn in die Erde legen. Obwohl dieser dann vor unserem Blick verborgen ist, dürfen wir an sein Weiterleben glauben und darauf hoffen. Das ist nicht immer einfach. Doch während wir einander Trost und Zuversicht schenken, wandelt sich der Samen gemäß seiner Bestimmung. Er wird entweder austreiben und sich zu einer neuen Pflanze entwickeln oder aber er zerfällt und bildet einen Nährboden für das, was in ihm gedeihen und Früchte tragen soll.

Sie sind nun eingeladen, ein Blumentöpfchen mit Erde zu füllen und den Samen einer Sonnenblume hineinzulegen. Zum Befüllen der Pflanzgefäße mit Erde liegen kleine Löffel bereit. Wir können unsere Hoffnungen, die wir in das Samenkorn legen, und unsere Gedanken, die wir mit diesem Ritual verbinden, einander mitteilen. Es ist jeder Person überlassen, ob sie dies möchte oder ob sie das Einlegen des Samens in die Erde in Stille vollziehen möchte."

Ritual „Pusteblume"

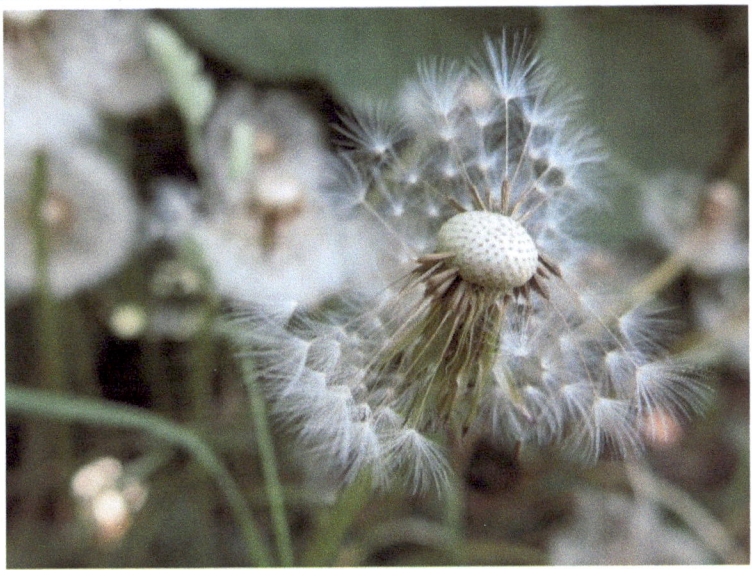

Abbildung 37: Ritual „Pusteblume"

Intention

Mit dem Ritual *„Pusteblume"* wird das Loslassen von Belastendem, ebenso die Hoffnung auf ein Fortbestehen der menschlichen Seele in einer anderen Daseinsform, bewusst gemacht. Die Teilnehmenden am Ritual sollen dadurch Erleichterung vom seelischen Schmerz sowie Hoffnung und Trost erfahren. Das Ritual kann auch die Bitte um Verzeihung beinhalten.

Symbolik

Die Pusteblume, der Samenstand des Löwenzahns, erlaubt einen großen Spielraum an Bedeutungszuschreibungen. Sie ist ein Symbol für Wandel und Neubeginn, für das Lebenskontinuum zwischen Geburt und Tod. Dieser Pflanze ist ihr Alter deutlich anzusehen. Nachdem der leuchtend gelbe Löwenzahn sein Jugendkleid abgelegt hat, wartet er geduldig darauf, dass der Wind seine silbrigweißen federleichten Schirmchen fortträgt, die Samen an neuen Orten auf fruchtbare Erde stoßen und Wurzeln schlagen können. Die Schirmchen stehen für die Bewusstmachung der Vergänglichkeit und für die Hoffnung, dass das Leben weitergeht, wenn auch in einer anderen Daseinsform. Beim Ritual könnte das Wegblasen der Schirmchen mit einem Wunsch für die Verstorbenen oder Hinterbliebenen verknüpft werden.

Utensilien

◊ Pusteblumen oder Fotos von Pusteblumen
◊ Texte mit der Bitte um Vergebung, aus dem Buch mit dem Titel *„So viel wäre noch zu sagen",* von Brigitte Enzner-Probst

Ritualbegleiter*in

„Heute wollen wir versuchen, loszulassen, was unsere Herzen beschwert. Die Pusteblume, der reife Samenstand des Löwenzahns, ist ein Symbol dafür, dass nichts so bleibt, wie es ist. Alles unterliegt dem Prozess der Wandlung. Der Wind trägt die Schirmchen der Pusteblume fort und ihre Samen werden an neuen Orten neues Leben hervorbringen. Wir dürfen darauf hoffen, dass der Tod nicht das Letzte ist. Die Seele lebt weiter.

Vielleicht ist es die schier untragbare Trauer oder die zurückbleibende Einsamkeit. Wir können auch eine Kränkung, die uns widerfahren ist, bei diesem Ritual verabschieden. Der nun folgende Text ist für jene gedacht, die die Verstorbene/den Verstorbenen um Verzeihung bitten wollen.

So viel wäre noch zu sagen

'So viele Jahre zusammen verbracht, So viel Unnützes Belangloses geredet
Jetzt da das Reden nicht mehr geht
dieser sehnsüchtige Wunsch noch etwas zu sagen
Worte die uns gemeinsam berühren zu sagen
So sage ich es einfach so, weiß nicht ob du es hörst

`Es tut mir leid`, `Bitte sei mir nicht böse`, `Verzeih`'
(Enzner-Probst, 2010, S. 123–124[3])

Gerne können Sie die Schirmchen der Pusteblume vertrauensvoll der Schöpfung übergeben. Wer möchte, kann zur Erinnerung an unser Ritual ein Foto der Pusteblume und/oder den Text mit der Bitte um Verzeihung mit nach Hause nehmen. "

---

[3] Der Text von Frau Enzner-Probst (2010, S. 123–124) wurde originalgetreu wiedergegeben.

Ritual „Segnung mit geweihtem Wasser"

Intention

Hinterbliebene, Betreuende und Mit-bewohnende wollen den verstorbenen Menschen und/oder sich selbst oft-mals mit Weihwasser bekreuzigen und segnen. Ein verstorbener Mensch soll durch die Segnung mit geweihtem Wasser göttlichen Schutz und Bei-stand erfahren.

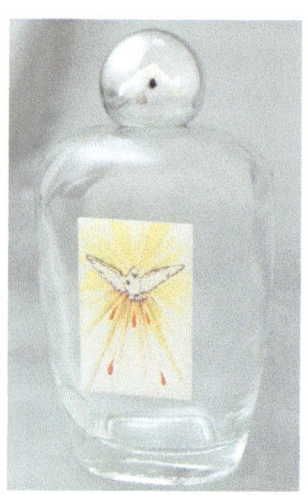

Symbolik

Dem Heiligen Wasser kommt im Christentum eine bedeutende Rolle zu: „Jesus sagte: *„Wer Durst hat, komme zu mir und trinke es"* [...] *„Aus seinem In-neren werden Ströme von lebendigem Wasser fließen"* (Deutsche Bibelgesellschaft, 2020, Joh. 7,37-38).

Abbildung 38: Ritual „Seg-nung mit geweihtem Was-ser" – Weihwasserfläschchen

Weihwasser zählt zu den *„Sakramentalien"*. Es besteht aus Wasser und Salz. Das Salz wirkt der Keimbildung entgegen. Wird Lei-tungswasser von einem Priester gesegnet, etwa in der Osternacht, wird von „Weihwasser" gesprochen, das an die Taufe von Jesus Christus im Jordan erinnert. Bei einem kirchlichen Begräbnis wird es mit dem Aspergill, einem Weihwassersprenger, verteilt.

Für die heute alten Menschen mit christlichem Glauben war das Sich-Benetzen mit Weihwasser morgens und abends und wenn sie das Haus verließen selbstverständlich, weshalb Bewohnende gerne von den Weihwasserbehältern in den Alten- und Pflegeheimen Ge-brauch machen.

Das Sich-Benetzen mit (Weih-)Wasser ist auch in anderen Konfes-sionen ein bedeutender Bestandteil der religiösen Praxis. Hindus sollten einmal im Leben ein reinigendes Bad im Heiligen Fluss Ganges nehmen. Beispielsweise steht das jüdische Laubhüttenfest, auch „Fest des Wassers" oder „Wasserschöpffest", in enger Verbindung zu diesem Element. Evangelische Gläubige segnen kein Wasser. Nur Lebendiges, also Menschen, werden gesegnet.

Durch das Bekreuzigen mit Weihwasser kommt das Bekenntnis zum dreifaltigen Gott, dem Vater, dem Sohn und dem Heiligen Geist, zum Ausdruck. Diese Handlung steht auch für die Erneuerung des Taufversprechens und für die Bitte um Gottes Segen. Hierzu wird häufig ein Buchsbaumwedel verwendet. Für christlich Gläubige symbolisiert dieser immergrüne Baum die ewig lebende Jungfrau Maria. Er ist Bestandteil der österlichen Palmbuschen, symbolisiert ebenso die treue Gottesliebe und das ewige Leben.

Utensilien

◊ Weihwasserschale
◊ Weihwasser
◊ Buchsbaumwedel

Ritualbegleiter*in

„Für die Segnung des/der Verstorbenen steht eine Schale mit geweihtem Wasser und ein Buchsbaumwedel bereit. Das Weihwasser erinnert uns an die Taufe von Jesus Christus im Jordan und an unsere Aufnahme in die Gemeinschaft des christlichen Glaubens. Der immergrüne Buchsbaum erinnert an das ewige Leben."

Weihwasser sollte täglich erneuert werden

Untersuchtes Weihwasser ist durchweg bakteriell extrem belastet. In einem tausendstel Liter wurden bis zu 62 Millionen kultivierbare Bakterien gefunden. Durch mangelnde Hygiene nach dem Toilettenbesuch wurden auch Fäkalbakterien im Wasser nachgewiesen. Wenn das Gesundheitsrisiko auch gering ist, weil das Wasser nicht getrunken wird, sollte es vor allem dann täglich gewechselt werden, wenn es in offenen Schalen zur Verfügung steht, so eine Empfehlung der Medizinischen Universität Wien gemäß der Studie von Kirschner et al. (2012). In einigen wenigen Altenpflegeeinrichtungen weist das Weihwasser Algenbildung auf, ist unansehnlich grünlich und trüb verfärbt. Zu klären ist, wer für die Erneuerung des Weihwassers und für die Reinigung der Wasserbehälter verantwortlich ist. Weihwasser in Schalen sollte täglich gewechselt werden.

Weihwasser wird nicht wie Müll entsorgt, sondern der Schöpfung übergeben

Da Weihwasser gesegnet ist, darf es keinesfalls in den Ausguss geleert werden. Ungenutztes oder trüb gewordenes Weihwasser sollte der Schöpfung zurückgegeben werden, etwa indem es zum Gießen von Pflanzen verwendet wird.

Ritual „Aussegnung"

Die Bedeutung der Aussegnung

Die Aussegnung ist ein Bestandteil der christlich fundierten Sterbekultur. Sie markiert das Ende des Lebens. Diejenigen, die die Sterbenden begleitet haben und noch unter dem unmittelbaren Eindruck des Todes stehen, erfahren bei diesem Ritual bewusst die Beendigung ihrer Fürsorge, zugleich auch die Begrenztheit ihres eigenen Lebens. In dieser Schwellensituation geht es nicht um lange Reden, vielmehr um einfache Gebete oder Psalmen, etwa der Aaronitische Segen, vertraute Elemente wie das gemeinsames Singen, und zeichenhafte Gebärden wie die Handauflegung, das Salben der Stirn oder der Hände mit Rosenöl, oder um Gebärden wie den Friedensgruß. Durch dieses Ritual sollen die Sterbenden oder Verstorbenen göttlichen Schutz und Beistand erfahren, damit sie wohl begleitet den Weg vom Diesseits in das Jenseits beschreiten können.

Die Aussegnung in der katholischen und evangelischen Liturgie

Die Aussegnung kann in einem Alten- und Pflegeheim gemäß der römisch-katholischen Tradition entweder während des Sterbeprozesses, unmittelbar nach dem Ableben oder auch erst Stunden später vorgenommen werden, wenn die Person bereits in den Sarg gebettet wurde. Letzteres kommt dann zum Tragen, wenn Angehörige erst von Ferne anreisen müssen. In der evangelischen Liturgie wird auch von der „Einsegnung" gesprochen. Umgangssprachlich wird dieses Ritual von alten Menschen häufig als „Hinausbeten" bezeichnet.

Wer darf eine Aussegnung durchführen?

Die Aussegnung kann durch Geistliche, ehrenamtlich tätige Seelsorgende, Mitarbeitende von Bestattungsunternehmen oder anderen nahestehenden Personen, auch durch Betreuende, durchgeführt werden. Bevor der Sarg mit dem Auto des Bestattungsinstituts weggefahren wird, sollte gegenüber der versammelten Gemeinschaft noch kommuniziert werden, dass beispielsweise noch eine halbe Stunde Zeit zum Verabschieden bleibt, bevor die Trauernden den Verstorbenen/die Verstorbene auf dem letzten Weg zum Ausgang der Pflegeeinrichtung begleiten. Jene Heimbewohnenden, die gehbeeinträchtigt oder -unfähig sind, sollten von ehrenamtlich Tätigen beim Gehen oder Rollstuhlfahren unterstützt werden, damit auch sie an diesem Ritual teilnehmen können.

Aussegnung am Bett der verstorbenen oder bereits eingesargten Person

Die Aussegnung bietet die Gelegenheit, den verstorbenen Menschen noch einmal anzusehen und zu berühren, um sich letztlich auf die Beisetzung des Leichnams oder der sterblichen Überreste vorzubereiten. Es ist individuell zu entscheiden, ob die verstorbene Person bereits eingesargt und ob der Sarg offen oder geschlossen sein soll. In Alten- und Pflegeheimen erfolgt der persönliche Abschied durch nahe Angehörige zumeist noch im Sterbezimmer, wobei die verstorbene Person noch im Bett liegt. Die Einsargung erfolgt meistens in Abwesenheit der Angehörigen. Selten sind Pflegekräfte dabei, etwa um den Kopf beim Heben in den Sarg mithilfe ihrer Hände zu unterstützen.

Verabschieden des Leibes

Ritual „Die Seelenhülle verabschieden"

*„Man sieht die Sonne langsam untergehen und erschrickt dennoch,
wenn es plötzlich dunkel ist"* (Franz Kafka).

Abschied von Frau Martha

Bei dem Ritual „*Die Seelenhülle verabschieden*"wird der Leib einer verstorbenen Person ein letztes Mal liebevoll gepflegt, gewaschen und gesalbt.

Folgend erzähle ich von der Verabschiedung der Seelenhülle von Frau Martha durch Familienangehörige, die ich begleiten durfte. Die Ritualphasen und die dazwischenliegenden Übergänge, die Gestaltungselemente und Symbole, ebenso die spontanen Bedürfnisse und Handlungen der Familienmitglieder werden beschrieben.

Frau Martha ist im Alter von 46 Jahren zu Hause an einem Mammakarzinom verstorben. Sie verbrachte mehrwöchige Aufenthalte auf der Palliativstation. In den Zeiten zu Hause wurde sie vom Ehemann und von den beiden Töchtern, Anita und Irene, gepflegt. Ich durfte diese Patientin und ihre Familie zu Hause über den Zeitraum von sieben Monaten begleiten. Der Tod kam erwartet und dennoch unverhofft schnell.

Ich wurde gebeten, gemeinsam mit den Töchtern eine abschiedliche und rituelle Waschung und die Aufbahrung der Verstorbenen zu gestalten. Ich war bereit, mich selbst in die Erfahrung mit diesen Menschen hineinzubegeben, ihnen so behutsam wie möglich zu begegnen. Ich wollte mit ihnen nur in einer Weise zusammen sein, wie sie es mir ausgesprochen oder unausgesprochen vermittelten. Bei meinem Eintreffen betete die Familie, die Hochzeitskerze brannte. Frau Marthas Gesichtsausdruck wirkte leicht verzerrt, ihre Augenlider waren geschlossen.

Ist der Lidschluss inkomplett, ein feuchtes Wattebäuschchen für ca. eine Stunde auf die Lider legen. Dann bleiben die Augen von den Lidern bedeckt. Folgend

123

*wird die erste Ritualphase, die „Trennungsphase", beschrieben. Dabei kommt
es zur Trennung zwischen dem Alltäglichen und dem Besonderen. Nun gilt es,
sich auf das Hier und Jetzt, das es kein zweites Mal geben wird, einzulassen.*

Gemeinsam verweilten wir in andächtiger Stille am Bett der Verstorbenen. Nach und nach begannen die Angehörigen, von
Marthas Sterben zu erzählen.

*Ein Ritual hat einen klar definierten Anfang. Die Einladung zum Ritual
sollte durch die Person, die das Ritual begleitet, erfolgen.*

Mit diesen Worten lud ich die Anwesenden zum Ritual ein:

*„Wir sind heute zusammengekommen, um von Frau Martha Abschied zu
nehmen. Gemeinsam wollen wir ihr einen letzten Liebesdienst schenken, um
ihr dadurch die Ehre zu erweisen. Trauerwege brauchen Zeit. Einen Schritt
im Trauerprozess wollen wir nun gemeinsam beschreiten. Jeder soll dies in der
Weise tun, wie es für ihn oder für sie gut und stimmig ist."*

Danach begannen wir mit den Vorbereitungen für das Ritual. Anita
und Irene überlegten vor dem Kleiderschrank der Mutter stehend,
welche Kleidung sie nun tragen sollte. Einige Kleidungsstücke lösten Erinnerungen an familiäre Festivitäten aus. Sie entschieden
sich für einen eleganten dunkelblauen Anzug und eine rosafarbene
Seidenbluse. Dieses Arrangement hatte Martha für einen freudigen
Anlass gekauft, für die Trauung ihrer Töchter, die beide innerhalb
kurzer Zeit geheiratet hatten. Dazu wurden Unterwäsche und
Stumpfhose bereitgelegt. Anita suchte nach einem gestimmten Seidenschal in Blautönen und legte auch die Perücke, die Frau Martha
während der Chemotherapie-Zyklen getragen hatte, bereit.

*Manche Patient*innen haben ihre letzte Kleidung schon zu Lebzeiten vorbe-
reitet. Bei der Wahl der Kleidung sollte nicht an das Nachthemd, sondern
vielmehr an besonders gern getragene Kleidungsstücke gedacht werden. Manche
Angehörigen wählen besonders schöne Kleidung, andere besonders kuschelige
Jogginganzüge und warme Stricksocken.*

Danach legten wir Waschlappen und Handtücher sowie ein frisches Leinentuch bereit und füllten das Waschbecken mit warmem

Wasser. Wir entschieden uns für folgende Aromamischung: ½ Glas Milch als Emulgator, 3 Tropfen Sandelholz und 3 Tropfen Palmarosa.

Sandelholz, lat. „Santalum album", ist ein aus Indien stammendes und durch Wasserdampfdestillation gewonnenes Gewächs. Auf der geistig-seelischen Ebene wirkt es harmonisierend, beruhigend und verlangsamend, auf der körperlichen Ebene, neben vielen anderen Wirkungen, schmerzlindernd und krampflösend. Palmarosa, lat. „Cymbopogon martinii", ist ein tropisches Duftgras. Es wird ebenso durch Wasserdampfdestillation gewonnen. Auf der geistig-seelischen Ebene wirkt es stabilisierend bei Gefühlsschwankungen, auf der körperlichen Ebene ebenfalls schmerzlindernd, krampflösend und die Immunabwehr stärkend.

Anita holte eine wohlriechende Hautlotion und den Schminkkoffer der Mutter. Ich hatte eine CD mitgebracht: *„Merlin's Magic: Engel – Die himmlischen Helfer",* sphärische Klänge, bei denen sich Frau Martha körperlich und auch atemtechnisch gut entspannen konnte, und den auch die Familie beruhigend erlebte.

Musik bietet nicht nur sterbenden Menschen schwingungsmäßige und angenehme Erfahrungen, sondern auch den Angehörigen. Musik erhöht die Sensibilität für Atmosphärisches. Sie wird intuitiv ausgewählt. Ich kannte diese Familie und wusste, welche Musik sie gerne hörte. Ansonsten lade ich die Angehörigen ein, Musik auszuwählen.

Herr Konrad, Marthas Ehemann, bedeckte das Bettbeistelltischchen mit einer Häkelarbeit von ihr, stellte die von ihm entzündete Hochzeitskerze darauf und bereitete eine Wasserschale vor. Darum herum legte er mehrere Schwimmkerzen. Die Familie besuchte sonntäglich und regelmäßig den Gottesdienst. Wir begannen das Ritual mit dem Kreuzzeichen und fanden uns alle gedanklich ein, indem jeder Anwesende an der Hochzeitskerze eine Schwimmkerze entzündete und diese in eine vorbereitete Wasserschale legte. Spontan holte Herr Konrad noch einen Orchideenstock, zupfte davon einige Blüten ab und legte sie ebenfalls in die Wasserschale. Die einzige weiße Schwimmkerze wurde für Gottes spürbare Gegenwart entzündet. Wir holten gedanklich auch all jene Menschen herein, die Frau Martha sehr verbunden waren, ob lebend oder vorausgegangen, und entzündeten auch für diese Menschen eine Kerze.

Herr Konrad wollte sich während der Waschung in einen Nebenraum zurückziehen, um zu beten. Bevor er ging, küsste er zärtlich seine Frau.

In der nun folgenden Schwellen- und Übergangsphase wird das Ritual durchgeführt und die Brücke von der Gegenwart in die Zukunft wird beschritten.

Ich leitete die Waschung ein, indem ich zwei Waschlappen auswrang und einen davon Anita reichte. Ich begann, Marthas linken Arm in Haarwuchsrichtung langsam und wiederholt zu waschen, und Anita tat dies ebenso mit dem rechten Arm. Ganz behutsam wurden jeder einzelne Finger und die Fingerzwischenräume gepflegt.

Danach trat ich ein wenig zurück, um Anita und Irene den Vortritt zu lassen. Ich übergab meinen Waschlappen Irene.

Trotz anfänglicher Zurückhaltung und Unsicherheit seitens der Angehörigen entwickelte sich in kurzer Zeit eine Eigendynamik des intuitiven Tuns. Ich sehe mich von da an nur als Begleiterin, die eine Lotion, ein Handtuch oder ein Taschentuch reicht, vielleicht das Wasser wechselt.

In derselben Weise wurden die Arme von Frau Martha getrocknet und gesalbt. Anita und Irene erzählten während des Rituals, wie sehr ihre Mutter auf die Pflege ihres Körpers Wert gelegt hatte.

Die Reinigung des verstorbenen Menschen steht nicht im Vordergrund. Intime Körperzonen werden bei der Waschung nur bedingt miteinbezogen. Nimmt beispielsweise ein Sohn, der die Mutter körperlich nie völlig entblößt gesehen hat, an einer rituellen Waschung teil, bleiben diese Körperzonen gänzlich ausgespart und mit einem Badetuch bedeckt. Wenn möglich, werden diese Körperregionen, also Brust oder Schamgegend, bei eventueller Verunreinigung durch Erbrochenes, Urin oder Stuhl, bereits vor der Waschung von dem Ritualbegleitenden gereinigt. So würde ich diesen Sohn schon vor der Waschung fragen, in welcher Weise er seine Mutter körperlich erlebt hat. Intimzonen bleiben also über den Tod hinaus gewahrt. Bei manchen rituellen Waschungen werden nur die Hände oder nur das Gesicht abschiedlich gepflegt.

Für pflegende Angehörige wie Irene und Anita gibt es keine Intimzonen, die man bei der Waschung aussparen müsste. Beim Seitwärtsdrehen der Verstorbenen wurde ein frisches Laken eingebettet, da es von Erbrochenem benetzt war.

Manchmal entleeren Verstorbene noch einmal willenlos die Blase oder den Darm, was das Einlegen eines Inkontinenz- und Matratzenschutzes erfordert. Dies ist eine reine Körperfunktion und hat mit dem Menschen nichts mehr zu tun. Wird die/der Verstorbene zur Seite gedreht, ist darauf zu achten, dass Flüssigkeit aus dem Mund herausfließen kann. Es empfiehlt sich, eine saugende Kompresse darunterzulegen. Zudem sollten Sie vor dem Seitwärtsdrehen Angehörige über eventuelle Laute und deren Ursache aufmerksam machen. Geräusche, die einem Seufzen oder Stöhnen ähneln, entstehen durch die Kompression des Magens und des damit verbundenen Luftausstroms über die Stimmritze.

Bei diesem tiefen menschlichen Erlebnis werden Emotionen in ihrer unterschiedlichsten Art und Weise zum Ausdruck gebracht. Anita und Irene erzählten, weinten, lächelten. Trauer wurde individuell zugelassen. In weiterer Folge und in zärtlicher Liebe wuschen und salbten die Töchter ihre Mutter. Irene liebkoste ihr Gesicht, immer wieder, und bewunderte ihre Schönheit und den perlmutartigen Glanz ihrer Haut. Sie holte Parfum und betupfte die Ohrläppchen, wie ihre Mutter es getan hatte. Ich forderte dazu auf: *„Lassen Sie sich Zeit. Nichts drängt."*

Habe ich den Eindruck, Angehörigen fällt es noch schwer, eine letzte Berührung als solche anzunehmen, und sie können sich beispielsweise von den Händen noch gar nicht lösen, dann reiche ich immer wieder die Pflegelotion, solange, bis sie mir signalisieren, dass es jetzt gut ist.

Die Pflege von Frau Martha durch ihre Töchter dauerte etwa eineinhalb Stunden. Nach der Waschung begannen wir, Frau Martha anzukleiden. Dabei war das Einsetzen der Totenstarre spürbar, jedoch ließen sich die Extremitäten trotzdem noch gut bewegen. Dabei halfen wir alle zusammen.

Beim Ankleiden bei einsetzender Totenstarre gibt es einige bewährte Vorgehensweisen, damit eine verstorbene Person nur so oft wie nötig zur Seite gedreht werden muss. So werden beispielhaft das Hochziehen von Unterhose und Strumpfhose und das Hinunterstreifen der Oberbekleidung über die Thorax-Rückseite während einer Seitwärtsbewegung durchgeführt.

Beim Ankleiden gehen wir behutsam und auch sorgfältig vor. Irene holte eine Schere, um die Unterhose an der Vorderseite einzuschneiden: „*Mama hat das immer getan, wenn der Bauch so gespannt hat.*" Irene meinte damit den massiven Aszites ihrer Mutter und das damit verbundene Spannungsgefühl. Ebenso tat sie dies bei der Stumpfhose und auch bei der Anzughose blieb der oberste Knopf offen.

Nichts ist unbedeutend bei einem Ritual: Wie und wo die Hände liegen, wohin der Kopf sich neigt. Jede scheinbare Unauffälligkeit wird für die Angehörigen enorm wichtig.

Ich half beim Schließen des Mundes.

Damit der Mund geschlossen bleibt, kann ein kleines zusammengerolltes Handtuch unter das Kinn gelegt werden. Dieses könnte mit einem hübschen Tuch bedeckt umwickelt werden. Kinnstützen sind in verschiedenen Größen erhältlich, hautfarben und verrottbar. Sie können beim Einsargen belassen werden. Jedoch könnten Kinnstützen das Gesicht auch entstellen, weil sie die Wangen in unnatürlicher Weise zusammenpressen. Nach Eintritt der Totenstarre, also nach etwa 2–4 Stunden, können die Hilfsmittel für den Mundschluss entfernt werden, da die Muskulatur dann für etwa 15–20 Stunden starr bleibt. Keinesfalls sollte, wie früher üblich, eine trockene oder feuchte Binde für den Mundschluss verwendet werden, da diese rotblaue Striemen hinterlässt. Diese erinnern an Strangulationsmerkmale. Nach Möglichkeit werden Zahnprothesen wieder in den Mund eingesetzt. Ist das Gesicht durch

Kachexie und Kieferschwund stark verändert, könnte eine Zahnprothese eher einen verstörenden mimischen Ausdruck bewirken.

Anita begann, ihre Mutter dezent zu schminken. Sie wählte Lidschatten passend zum Schal, hellbraune Wimperntusche, einen Hauch Rouge und schminkte die Lippen rosa. Zur Entscheidung, ob Martha die Perücke tragen sollte, holten sie den Vater hinzu. Langsam trat er ein und ließ zunächst das gepflegte Antlitz seiner Frau auf sich wirken. Gemeinsam wurde entschieden, dass die Perücke nicht mehr zum schmalen Gesicht passen würde. Irene holte eine andere ältere Perücke hervor. Diese ähnelte mehr der Naturhaarfarbe. Aber auch diese wirkte eher entstellend. Da begann Anita, den Seidenschal umzuplatzieren, sodass er teilweise auch das Haupt der Mutter bedeckte. Solange, bis alle zufrieden waren.

Herr Konrad streichelte die Hände seiner Frau, legte sie in die seinen. Danach faltet er ihre Hände. Die rechte Hand lag obenauf, sodass der Ehering sichtbar war.

Nichts ist unbedeutend bei diesem Ritual.

Betend verweilten wir bei Frau Martha, und beim Betrachten ihres Gesichtes konnten wir beobachten, dass jegliche Anspannung gewichen war, das Gesicht friedlich wirkte. Wir tauschten einander unsere Wahrnehmungen aus.

Falls nahestehende Angehörige bedauerlicherweise nicht an einer Verabschiedung teilnehmen können, sollte auch an die Möglichkeit einer Fotografie gedacht werden.

Anita fotografierte die Mutter, damit die Oma im Altenheim ein letztes Bild mit dem friedlichen Gesichtsausdruck ihrer Tochter bekam.

Das Ritual hat ein klar definiertes Ende. Oft werden bewusst jene Texte, Gedichte, Gebete oder auch Lieder gewählt, die die Verstorbenen schon während des Lebens begleitet haben, oder solche, die einen übergreifenden Gehalt haben und gut aufgenommen werden können.

Herr Konrad sprach ein abschließendes Gebet.

Frau Martha blieb zwei Tage zu Hause aufgebahrt. Die Familie half beim Einsargen.

Beim Begräbnis und im Zuge der Wiedereingliederungsphase erfuhren sich die Hinterbliebenen erstmals in einer neuen Rolle in der Gesellschaft: Nun waren es Töchter, die nur noch einen Elternteil hatten, und ein Mann, der Witwer war.

XI SEELENPFLEGE FÜR DAS BETREUENDE TEAM

Weshalb Rituale für das Team so bedeutsam sind

Pflegende begleiten Menschen in existenziellen Lebenslagen; das berührt und eröffnet Sinnfragen

Ein Ritual wie dieses bildet die Grundlage, um mit den eigenen Gefühlen in Verbindung zu treten. Die Fürsorge für andere setzt die Fürsorge für sich selbst voraus. Der Kernauftrag von Altenpflegekräften liegt in der Pflege und Betreuung von multimorbiden und/oder demenziell Erkrankten und deren Angehörigen. Wenn auch die konstruktive Gesprächskultur im Team für die einzelnen psychohygienisch sehr wertvoll ist, so kann die Fülle des Erlebten dadurch oftmals nicht zur Genüge beredet und reflektiert werden. Dies ist beispielhaft dann der Fall, wenn innerhalb weniger Wochen mehrere Bewohnende, zu denen die Pflegenden eine herzliche Beziehung hatten, versterben, oder wenn das Ableben alter Menschen von belastenden Symptomen und intensiven Gefühlen seitens der Angehörigen begleitet war.

Das Miterleben des Alterns und Sterbens anderer führt zur Vergegenwärtigung des Todes im eigenen Leben, ebenso zur Erkenntnis der stetig zunehmenden Vergangenheit bei zugleich abnehmender Zukunft. Immer öfter werden auch jüngere Menschen in geriatrischen Langzeitpflegeeinrichtungen betreut. Altenpflegekräfte betreuten einen 52-jährigen Mann mit einer neuromuskulären Erkrankung. Einige unter ihnen waren älter als dieser Heimbewohner. Entsprechend hoch war der Grad an Identifizierung mit zentralen Themen, die ihn und möglicherweise in Bälde auch die Pflegenden selbst betreffen könnten. Die Tatsache der eigenen Sterblichkeit, ebenso der von geliebten Menschen, rückte durch die Begegnung mit diesem „jungen" Heimbewohner schlagartig näher und motivierte zur Suche nach Antworten auf existenzielle Fragen.

131

Abwehrmechanismen durch Überforderung

Verdrängung – ein gefährlicher Abwehrmechanismus

> *„Wenn auch Todesangst allgegenwärtig ist und verdrängt wird,*
> *so existiert sie doch in den tiefsten Ebenen des Seins"*
> (Yalom, 2005, S. 225).

Nach Anna Freud ist die Verdrängung *„nicht nur der wirksamste, sie ist auch der gefährlichste Mechanismus"* (1989, S. 40). Sie vermag zwar starke Triebregungen zu bewältigen, wogegen andere Abwehrtechniken machtlos sind, jedoch zerstört die Verdrängung zugleich die *„Intaktheit der Persönlichkeit"* (ebd., S. 40–41). Im Unbewussten besteht die verdrängte Wunschregung weiter und entsendet in das Bewusstsein unkenntlich gemachte Ersatzbildungen in Form von Leid auslösenden Symptomen. Nach und nach werden sich bald dieselben Unlustempfindungen daran knüpfen, die durch die Verdrängung vermeintlich erspart blieben (Freud, S. 1973). Im Zuge von Verdrängung kommt es zur Einschränkung der Realitätswahrnehmung und in weiterer Folge zu einer fehlgeleiteten Urteilsbildung und Erwartungshaltung (Klussmann, 2000, S. 21).

Weitere Abwehrmechanismen durch Überforderung

Es sind die Pflegepersonen, die über viele Stunden hinweg einen Sterbeprozess begleiten, mit Trauer, Leid und Sinnfragen seitens der Bewohnenden, Angehörigen, Auszubildenden und Praktikant*innen direkt konfrontiert werden. Vor allem wirken bei den Pflegenden die Nachtdienste nach, weil sie beispielsweise schwere, auch mehrere parallel verlaufende Ablebensprozesse vorwiegend allein begleiten müssen. Sie können nicht am Bett von unruhigen Sterbenden verweilen, weil zwischenzeitlich desorientierte umhergehende Bewohnende zu beruhigen und auf das Zimmer zu bringen sind. Dieser Umstand führt mitunter zu Wertekonflikten, die es zu balancieren gilt.

Gibt es keinerlei Kommunikationsstrukturen, um die Erfahrungen im Zuge der ständigen und hohen Konfrontation mit Sterben und

Tod zu reflektieren, werden diversen, meist unbewusst wirksamen Abwehrstrategien von Überlastung Tür und Tor geöffnet. Solche Entwicklungen sind nicht nur für die Pflegekräfte selbst problematisch. Ebenso ist das Wohl derjenigen gefährdet, die von der Unterstützung und Pflege anderer abhängig sind. Darüber hinaus reduziert sich nach und nach der Teamzusammenhalt und die Berufszufriedenheit wird getrübt.

Bleibt das Bedürfnis unerfüllt, das Erlebte der Teamkollegschaft in Ruhe und ohne Zeitdruck zu erzählen, es mit ihnen zu reflektieren oder in einen höheren Sinnkontext einzuordnen, muss anderweitig eine emotionale Distanz dazu hergestellt werden. Folglich kommen Abwehrreaktionen zum Tragen:

Opferhaltung: permanentes Klagen, Ausdruck von Unzufriedenheit, Suche bzw. Nennen von möglichen Schuldigen

Doch gleicht die Klage dem Sitzen in einem Schaukelstuhl. Man glaubt, man bewegt sich nach vorne, indem man unentwegt klagt. Doch dem ist nicht so, denn der Stuhl bewegt sich nach hinten. Betreuende kommen durch das kreative Gestalten und durch Gespräche im Team wieder mit ihren Ressourcen und Haltungsfreiräumen in Berührung, sodass sie nicht länger Opfer der Umstände, sondern Gestaltende derselben sind.

Intellektualisierung und Rationalisierung

Allzu Emotionales kann versucht werden, durch Intellektualisierung und Rationalisierung zu bewältigen. Doch ist langfristig das Gefühl immer feinsinniger, als der Verstand scharfsinnig sein kann.

Verharmlosung und Normalisierung

Kann eine unbefriedigende Situation nicht verändert werden, kann sie auch verharmlost, normalisiert und somit verdrängt werden. *„Sterben gehört nun mal zum Job"* oder *„Man muss das akzeptieren, sonst gehst du unter",* sind typische Aussagen im Zuge dieser Form der Abwehr.

Isolierung und Funktionalität

Bestimmte Gefühle, die sehr stark berühren, können isoliert werden. Die Reaktion fällt dann kühl, gefühlskalt und funktional aus. Die Kommunikation verläuft sachlich, kurz und prägnant. Es wird nur noch das Nötigste an Pflege und Beratung gewährleistet. Das Erfüllen notwendiger Pflichten steht im Vordergrund.

Projektion

Probleme, die innerhalb eines Teams nicht gelöst werden können, werden auf Außensysteme projiziert. Schuld an den miserablen Arbeitsbedingungen sind die Politiker*innen oder die Träger der jeweiligen Einrichtungen; die *„schwierigen Angehörigen"* sind die Auslösenden für die berufliche Frustration. Durch Projektion wird nicht nur die Verantwortung für das Vorliegen eines Problems woandershin projiziert, ebenso die Möglichkeiten, selbst Lösungen erwirken zu können.

Schuldgefühle und Wertekonflikte

Unbewusste Schuldgefühle lösen Wertekonflikte aus, die dauerhaft und allein nicht bewältigt werden können. Erschöpfung und Burnout sind die bekannten Folgen. Eine Pflegende litt daran, dass sie eine an Demenz erkrankte Bewohnerin mit barschem Tonfall angewiesen hatte, sie solle doch *„endlich im Zimmer bleiben und Ruhe geben."* Auch das viel zu feste Umgreifen der Arme von an Demenz Erkrankten, die die eigene Geduld überstrapazieren, führen später häufig zu Schuldgefühlen und Wertekonflikten und machen eine Gewissenserforschung notwendig.

Verbrüderung und Verschwesterung

Um Entlastung zu erfahren, initiieren die Betreuenden Beziehungen zu Heimbewohnenden im Sinne einer Verbrüderung oder Verschwesterung (Müller, 2007, S. 421).

Ideologisierung und Spiritualisierung

Zudem unterliegen sie dem Risiko der Ideologisierung der Hospiz- und Palliativarbeit und denken im Falle von unerträglich großer Leiderfahrung öfter an die Möglichkeit einer Euthanasie. Das Spiritualisieren des Erlebten, das sich durch den krampfhaften Versuch der Erfahrungseinordnung in einen übergeordneten Kontext wie auch durch das extreme Sich-Versichern der eigenen Lebendigkeit ausdrücken kann, sind weitere Reaktionsweisen zur Bewältigung belastender Gefühle.

Schwarzer Humor

Ohnmacht und Überforderung führen mitunter zu schwarzem Humor. Je schwärzer der Humor, desto größer die unbewältigte Belastung.

135

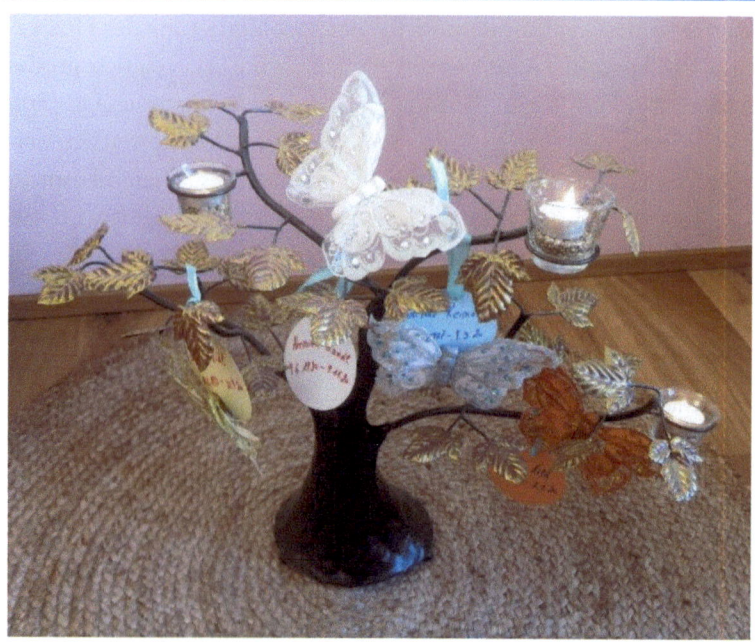

Abbildung 39: Ritual „Schmetterling": der „Baum des Lebens"

Intention

Das *„Schmetterlings-Ritual"* dient der psychischen Stärkung der Pflegenden. Altenpflegekräfte sind mit vielfachen Herausforderungen konfrontiert. Der Personalmangel ist mancherorts eklatant, vor allem nachts. Besuchen Pflegekräfte eine Fort- oder Weiterbildung, fehlen sie im Praxisfeld. Vor allem kommt den ethisch-rechtlichen Themen in den Heimen eine steigende Bedeutung zu.

All das motivierte mich zu einer Studie. Ich wollte wissen, was Pflegende brauchen, um die künftigen hospizlichen und palliativen Aufgaben optimal erfüllen zu können. Dazu befragte ich Pflegekräfte und führte auch mit Heimbewohnenden Gespräche. Beispielsweise fragte ich Pflegende, wie hoch sie ihr Wissen zu pflegerischen und rechtlich-ethischen Themen einschätzten, etwa zur validierenden Gesprächsführung oder zur Schmerzerfassung bei

Demenz. Ich fragte, wie sie vorgehen, wenn eine Willenserklärung vorab verfasst wurde, jedoch nicht mit der aktualen Willensbekundung, etwa bei Demenz, übereinstimmte. Mich interessierte zudem, wodurch Pflegende sich darüber hinaus noch belastet fühlten, etwa wie sie die hohe Intensität und Dichte an Sterbe- und Ablebensprozessen erleben, besonders nachts, wenn in den Einrichtungen nur zwei Pflegepersonen Dienst verrichten. Ich wollte wissen, wie sie die Gespräche mit jenen Angehörigen erleben, die ihnen kritisch, misstrauisch oder fordernd begegnen.

Die Untersuchung ergab, dass sich geriatrisch Pflegende vor allem dann durch die Fülle an Herausforderungen belastet fühlen, wenn nicht genügend Zeit für Teamgespräche bleibt, wenn die Emotionen zugunsten der Aufrechterhaltung des laufenden Betriebes wegrationalisiert werden müssen. Die vielen Ablebensprozesse werden dann als belastend erfahren, wenn die Verabschiedung der Verstorbenen funktional oder gar nicht mehr erfolgt. Dann, so die Proband*innen, würde auch die Furcht vor dem eigenen Tod oder dem von nahestehenden Personen anfluten. 98 % der befragten Pflegekräfte erachten den Zeitmangel für eklatant und sehr belastend, ebenso eine insuffiziente Palliativmedizin bei belastenden Symptomen, vor allem bei den an Demenz erkrankten Menschen. *„Wir reden nur das Nötigste. Mehr Zeit haben wir nicht",* so lautete eine der vielen Rückmeldungen einer Fachkraft für Altenpflege. Auch die interdisziplinäre Kommunikation wäre aus Sicht der Pflegenden ausbaufähig.

All dies veranlasste mich, ein Schmetterlings-Ritual zur Psychohygiene der Pflegenden zu entwerfen. An diesem Ritual können und sollten alle Mitglieder des betreuenden Teams, ebenso die Leitenden und die Mitarbeitenden aus den Funktionsbereichen teilnehmen. Zentral sind die Faktoren Zeit, Freiwilligkeit der Teilnahme, Wahrhaftigkeit und Verschwiegenheit. Im Rückblick auf die Begleitung alter und verstorbener Menschen darf alles erzählt und mit den Kolleg*innen geteilt werden. Erfahrungsgemäß spenden die Betreuenden einander Trost. Schuldgefühle können in diesem geschützten Rahmen frei ausgesprochen werden. Ein diplomierter Gesundheits- und Krankenpfleger berichtete, wie sehr er sich gegenüber einem Heimbewohner schuldig fühlte, weil er ihn beim Sterben allein gelassen hatte, obwohl er ihm zuvor versprochen hatte, bei ihm zu sein. Die Betreuenden erfahren Verständnis sowie Zusammen- und Rückhalt durch das Team. Sie würdigen einander das je individuelle Bemühen und Gelingen. Vieles gelingt und manches bleibt offen oder misslingt. Dies prägt unser aller Menschsein und unser Wirken. Darüber zu reden hilft und stärkt für das künftige Wirken im Alten- und Pflegeheim.

Symbolik

Ehe sich die Raupe zu einem Schmetterling entwickeln und frei fliegen kann, durchläuft sie einen anstrengenden Prozess des Sich-Entpuppens aus der engen Umhüllung durch den Kokon. Auch die Hinwendung zu Ereignissen im Zuge der Altenarbeit ist nicht immer einfach, weil diese von Gefühlen wie Trauer, Verärgerung, Gewissenslast und vielen mehr begleitet wird. Das „Reden von der Seele" führt jedoch Schritt für Schritt zur psychischen Erleichterung und Entspannung. Es ist für mich immer wieder berührend, wie sehr im Zuge dieses Rituals auch die erfüllenden Aspekte der Altenarbeit beredet werden und wie gestärkt und befreit die Teilnehmenden nach einem Ritualabend nach Hause gehen.

Utensilien

◊   Eine Kerze

◊   Ein Stabfeuerzeug

◊   Ein dekoratives Tuch

◊   Kärtchen mit Aufhängebändchen, versehen mit den Namen, Geburts- und Todestagen all jener Bewohnenden, die binnen der letzten drei Monate verstorben sind

◊   Schmetterlinge in verschiedenen Farben

◊   Ein „Baum des Lebens": Dazu können die Äste einer Korkenzieherweide oder Kunstbäume aus Metall oder Plastik verwendet werden. Optional könnte auch eine Pinnwand gebraucht werden. Auf diesem werden die Schmetterlinge und die Namen der Verstorbenen mit Stecknadeln gepinnt.

◊ Alle Utensilien werden in der Mitte des Raumes auf einem dekorativen Tuch ästhetisch platziert. Die Teilnehmenden sitzen rundum im Kreis.

Ritualbegleiter*in

„Bei der Arbeit mit unseren alten Menschen und ihren Angehörigen machen wir viele Erfahrungen. Wir nehmen uns heute die Zeit, um all dem nachzuspüren, was uns bewegt. Was wollen wir erzählen und einander mitteilen? Was stimmt uns nachdenklich, traurig? Was erfüllt uns, wodurch fühlen wir uns bereichert und wofür wollen wir danken? Welche Informationen brauchen wir noch, um eine Begleitung gut abschließen zu können? Was wollen wir vielleicht abgeben und hinter uns lassen?

Die Namen all jener Bewohnenden, die in den letzten Monaten gestorben sind, wurden auf Kärtchen geschrieben. Ebenso wurden verschiedenfarbige Schmetterlinge vorbereitet. Diese grazilen hübschen Tiere stehen für ein befreites Leben ohne den beengenden Kokon. Das Erzählen, ohne dabei unterbrochen zu werden, befreit auch uns von so manch einer Engstelle in unserem Leben.

Wer möchte, nimmt das Namenskärtchen einer Bewohnerin/eines Bewohners und geht seinen Erinnerungen erzählend nach. Im Anschluss daran sind auch alle anderen dazu eingeladen, ihre Wahrnehmungen mitzuteilen. Danach hängt der- oder diejenige, die begonnen hat, das Kärtchen mitsamt einem Schmetterling an den Baum des Lebens."

Der „Baum des Lebens" bleibt solange im Alten- und Pflegeheim platziert, bis er im Zuge des nächsten Schmetterlings-Rituals neu behangen wird.

Meine Bitte an die Leitenden einer geriatrischen Langzeitpflegeeinrichtung

Ich bitte die Leitenden der Einrichtungen, für die Betreuenden regelmäßig, etwa einmal im Quartal, Kommunikationsstrukturen und Zeit für die Durchführung eines Rituales wie dieses zur

Verfügung zu stellen. Das Ritual nimmt etwa nur 2–3 Stunden in Anspruch. Hingegen sind die psychohygienischen Auswirkungen auf die Betreuenden extrem positiv. Darüber hinaus wird der Teamzusammenhalt, eine der wertvollsten Ressourcen in der Altenarbeit, gestärkt.

Zur Erfüllung eines Menschenlebens gehört ebenso die verantwortliche Befassung mit der Realität von Verlusterfahrungen und Tod, wodurch sich die Identität einer Person erst und tief gehend ausdifferenziert. Wohl gibt es kaum eine nachhaltigere Einübung in den Tod als das Miterleben der Tode anderer. Ununterscheidbar verschmelzen die beiden Tode miteinander und unklar ist, ob die Tränen über den Tod des anderen oder über den eigenen unabweisbaren Tod geweint werden.

Die Konfrontation mit der menschlichen Vergänglichkeit lässt alltägliche innerweltliche Belange und partikulare Interessen in den Hintergrund treten. Stattdessen treten im Zuge eines Rituals, vor allem dann, wenn es auch narrative Elemente aufweist, die Person selbst und ihre Haltung zum Leben und Sterben in den Vordergrund.

Persönliche Entwicklungsprozesse werden durch Rituale angestoßen und verbessern den Umgang mit der eigenen Hilf- und Sprachlosigkeit angesichts des Todes. Nach Yalom (2005, S. 225) vermag eine Person, vorausgesetzt, sie befasst sich in angemessener Weise mit der Bedeutung des Todes, in eine authentische und lebensförderliche Haltung einzutauchen, was zur Formung der Charakterstruktur beiträgt. Auch spirituelle Quellen erschließen sich: Trost, Selbstbarmherzigkeit, Versöhnungsbereitschaft, Zuversicht und Hoffnung.

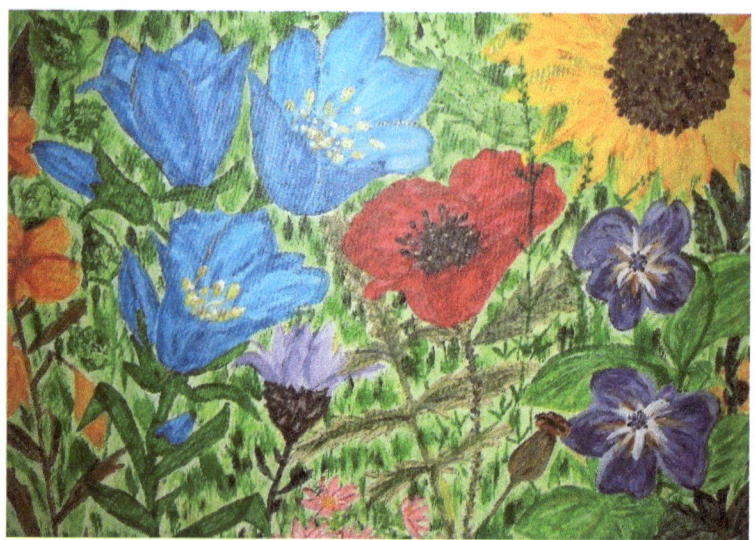

Abbildung 40: Schöpferisches Gestalten – Malen

Kreativität hat heilsame Wirkungen

Im kreativen Tun kommen Pflegende zur Ruhe, erfahren körperliche und emotionale Entschleunigung und kommen mit sich selbst und untereinander in Kontakt. Emotionen, Gedanken und zentrale Fragen, Ressourcen und Bedürfnisse, aktuelle Entwicklungen und künftige Perspektiven werden bewusst und können untereinander mitgeteilt werden. Zudem eröffnen sich individuelle und nonkonforme Lösungswege für Problemlagen im kreativen Fluss meistens wie von selbst und Verdrängtes wandelt sich in eine sicht- und/oder begreifbare Wirklichkeit. Von nachrangiger Bedeutung ist die künstlerische Qualität der Schöpfung, ebenso, wie die Kreativität zum Einsatz kommt. Ob im figürlichen Gestalten mit Ton, durch abstraktes Malen abseits einer Gegenstandsbezogenheit, Zeichnen oder Malen von konkreten Motiven, ob aus der Fantasie heraus oder anhand von Vorlagen.

Kreative Gestaltungsmöglichkeiten

Allein oder gemeinsam können beispielsweise Collagen gestaltet, Bilder mit Acryl-, Wasserfarben oder Ölkreiden gemalt oder Mandalas ausgemalt werden. Es könnten auch kleine Geschenke für die Angehörigen verstorbener Heimbewohner*innen gestaltet werden, Spruchkarten und Kerzen.

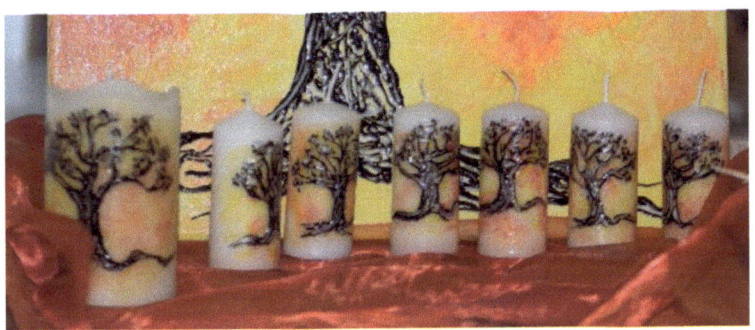

Abbildung 41: Kerzen wurden mit dem „Baum des Lebens"' verziert

In diesem Setting fließt der heilsame Austausch von Erlebnissen mit Bewohnenden und deren Familien. Beispielsweise traf sich eine Gruppe Pflegender einmal im Monat, um gemeinsam Sargbeigaben für die verstorbenen Heimbewohnenden zu gestalten. Sie fertigten Herzen und Engel aus Salzteig und bemalten sie. Abbildung 41 zeigt eine Collage, die eine Arbeitsgruppe für Palliative Care in der Auseinandersetzung mit der eigenen Vergänglichkeit gemeinsam gestaltete.

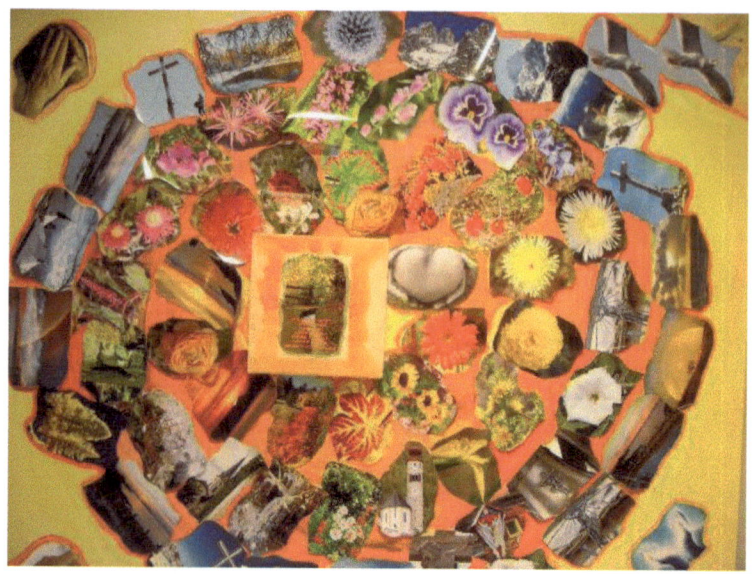

Abbildung 42: Pflegende gestalteten eine Fotocollage in der Auseinandersetzung mit der Vergänglichkeit des Lebens

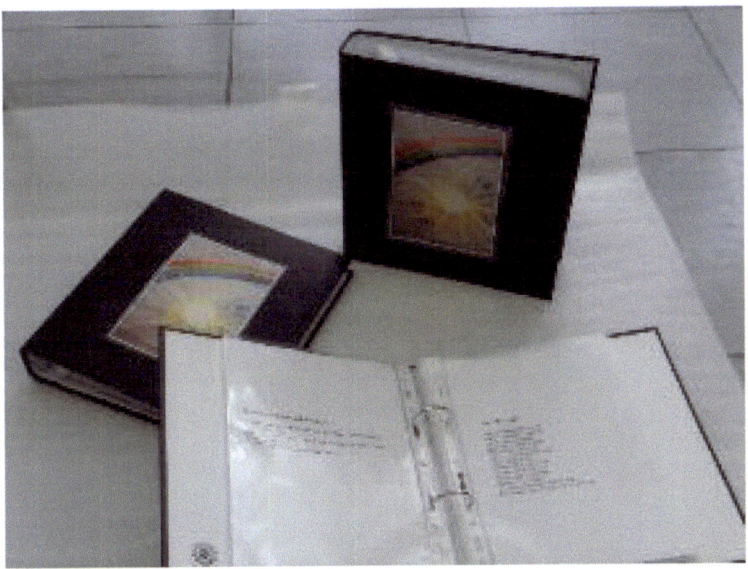

Abbildung 43: Mappen mit überkonfessionellen und religiösen Worten und Liedern

Ratloses Verstummen oder der Aufschrei der Verzweiflung kann durch tröstende Worte, erbauliche Texte und durch Musik aufgefangen werden. Eine Mappe im A-5-Format, in der alle Texte und Lieder gesammelt und den Themen *„Überkonfessionelles"* und *„Religiöses"* zugeordnet werden, erweist sich im Pflegealltag als hilfreich. Es empfiehlt sich, ein Inhaltsverzeichnis für den raschen Überblick zu erstellen. Die einzelnen Blätter können durch das Folieren vor Verunreinigung geschützt werden.

* * *

Was man tief in seinem Herzen besitzt,
kann man nicht durch den Tod verlieren.
(Johann Wolfgang von Goethe)

* * *

Abschied ist die innigste Form menschlichen
Zusammenseins.
(Hans Kudszus)

* * *

Du bist nicht tot,
du wechselst nur die Räume.
Du lebst in uns
und gehst durch unsere Träume.
(Michelangelo Buonarroti)

* * *

Man muss manchmal von einem Menschen fortgehen, um ihn
zu finden.
(Heimito von Doderer)

* * *

Denk dir ein Bild – weites Meer,
ein Segelschiff setzt seine weißen Segel
und gleitet hinaus in die See.
Du siehst, wie es kleiner und kleiner wird.
Wo Wasser und Himmel sich treffen, verschwindet es. Da sagt jemand: „Nun ist es gegangen!"
Ein anderer sagt: „Es kommt!"
Der Tod ist ein Horizont, und ein Horizont ist nichts anderes als
die Grenze unseres Sehens.
Wenn wir um einen Menschen trauern,
freuen sich andere,
die ihn hinter dieser Grenze wiedersehen.
(Peter Streiff)

* * *

Die Blätter fallen, fallen wie von weit,
als welkten in den Himmeln ferne Gärten;
sie fallen mit verneinender Gebärde.
Und in den Nächten fällt die schwere Erde
aus allen Sternen in die Einsamkeit.
Wir alle fallen.
Diese Hand da fällt.
Und sieh dir andre an: es ist in allen.
Und doch ist Einer, welcher dieses Fallen unendlich sanft in seinen Händen hält.
(Rainer Maria Rilke)

* * *

* * *

Je schöner und je voller die Erinnerung,
desto schwerer ist die Trennung.
Aber die Dankbarkeit verwandelt die Erinnerung
in eine stille Freude.
(Dietrich Bonhoeffer)

* * *

Von guten Mächten wundersam geborgen,
erwarten wir getrost, was kommen mag.
Gott ist mit uns am Abend und am Morgen
und ganz gewiss an jedem neuen Tag.
(Dietrich Bonhoeffer)

* * *

Memento

Vor meinem eigenen Tod ist mir nicht bang,
nur vor dem Tode derer, die mir nah sind.
Wie soll ich leben, wenn sie nicht mehr da sind?
Allein im Nebel tast ich todentlang,
und lass mich willig in das Dunkel treiben.
Das Gehen schmerzt nicht halb so wie das Bleiben.
Der weiß es wohl, dem Gleiches widerfuhr;
Und die es trugen, mögen mir vergeben.
Bedenkt: den eignen Tod, den stirbt man nur,
doch mit dem Tod der anderen muss man leben.
(Mascha Kaléko)

* * *

* * *

Der Tod ist nichts, ich bin ich, ihr seid ihr.
Das, was ich für euch war, bin ich immer noch.
Gebt mir den Namen,
den ihr mir immer gegeben habt,
sprecht mit mir, wie ihr es immer getan habt.
Gebraucht nicht eine andere Redensweise,
seid nicht feierlich oder traurig.
Lacht über das,
worüber wir gemeinsam gelacht haben.
Betet, lacht, denkt an mich, betet für mich,
damit mein Name im Hause ausgesprochen wird,
so wie es immer war, ohne irgendeine besondere
Bedeutung, ohne die Spur eines Schattens.
Das Leben bedeutet das, was es immer war,
der Faden ist nicht durchgeschnitten.
Warum soll ich nicht mehr in euren Gedanken sein,
nur weil ich nicht mehr in eurem Blickfeld bin?
Ich bin nicht weit weg,
nur auf der anderen Seite des Weges.
(Charles Pierre Péguy)

* * *

* * *

Die Linie des Lebens
ist alles andere als eine gerade,
manchmal ein breiter Weg,
manchmal ein schmaler Pfad,
manchmal steil,
manchmal ruhig wie langsam fließendes Wasser.
Jeder Tag ist verschieden vom vorhergegangenen
und vom nachkommenden,
jedoch voll von Überraschungen
und dennoch hat er seine präzisen Gesetzmäßigkeiten
in jedem kleinsten Teilabschnitt.
Das Leben ist das größte Abenteuer.
Es ist die große Reise.
Es ist der große Weg.
(Friedensreich Hundertwasser)

* * *

Das Sterben

Vielleicht ist es kein Weggehen,
sondern ein Zurückgehen?
Sind wir nicht unterwegs mit ungenauem Ziel
und unbekannter Ankunftszeit
mit Heimweh im Gepäck?
Wohin denn sollten wir gehen,
wenn nicht nach Hause zurück?
(Anne Steinwart)

* * *

Ziehende Landschaft

Man muss weggehen können
und doch sein wie ein Baum:
als bliebe die Wurzel im Boden,
als zöge die Landschaft und wir ständen fest.

Man muss den Atem anhalten,
bis der Wind nachlässt
und die fremde Luft um uns zu kreisen beginnt,
bis das Spiel von Licht und Schatten,
von Grün und Blau,
die alten Muster zeigt
und wir zu Hause sind,
wo es auch sei,
und niedersitzen können und uns anlehnen,
als sei es an das Grab
unserer Mutter.

(Hilde Domin)

* * *

„Wir sind mittendrin"

Einem Fischer war die Frau gestorben. Sie hatten eine kleine Tochter, die er nun allein versorgen musste. Und da er sie in ihrem Kummer nicht allein in der Hütte sitzen lassen wollte, nahm er sie mit zum Fischen. Sie entfernten sich mehr und mehr vom Land, bis sie nur noch die Weite des Meeres und den Himmel um sich sehen konnten. Traurig, die Frau und die Mutter verloren zu haben, schwiegen sie. Sie betrachteten die unendliche Weite des Wassers und des Himmels, die sie umgaben. Langsam segelte das Schiff immer weiter.

Nach einer Weile fragte das Mädchen leise: *„Hat uns Gott genauso lieb, wie wir beide Mama geliebt haben?"* „Ja, sicher", sagte der Fischer, *„Gottes Liebe ist das Größte, was es überhaupt auf der ganzen Welt gibt."* „Und wie groß ist seine Liebe?", wollte das Mädchen nun wissen. Der Fischer schwieg eine Weile. Dann antwortete er: *„Schau dir das Meer und den Himmel an. Sieh, so weit du kannst, so hoch du kannst und so tief du kannst. Gottes Liebe umgibt uns weiter als all das Wasser, das du mit deinen Augen siehst. Sie reicht höher als der Himmel über uns, und Gottes Liebe ist tiefer als all die Tiefen des Meeres, über die wir mit unserem Boot dahingleiten."* Das Mädchen schwieg. Es versuchte, dieses riesige Rätsel zu verstehen. Langsam füllten sich die Augen des Mädchens mit Tränen. Da nahm der Fischer seine kleine Tochter in den Arm und wollte ihr etwas Tröstendes sagen. Da fing die Kleine zu strahlen an, sie drückte ihren Vater und sagte: *„Das ist doch wunderbar, weil wir ja mittendrin sind!"* (Verfasser*in unbekannt)

* * *

Wenn dir jemand erzählt,
dass die Seele mit dem Körper zusammen vergeht
und dass das, was einmal tot ist,
niemals wiederkommt, so sage ihm:
Die Blume geht zugrunde,
aber der Samen bleibt zurück
und liegt vor uns,
geheimnisvoll,
wie die Ewigkeit des Lebens.
(Khalil Gibran)

* * *

Ein Blatt nur bin ich an einem Herbstbaum.
Wie rasch doch, buntgefärbt,
leicht löst sich das Blatt vom Zweig.
Buntgefärbt zwar, aber doch löst es sich,
tanzt es zu Boden.
Ein Blatt bin ich – bereit zum Tanz?
Bin ich bereit zum Tanz?
Aber der Baum bleibt.
(Brigitte Enzner-Probst)

* * *

* * *

Die zwei Kammern

Eines Tages begegnete ich einer alten Frau.
Ihr Gesicht hatte Furchen, kreuz und quer.
Über ihren Augen zogen sich traurige Linien zusammen, aber in
ihren alten Wangen
waren die Grübchen ihres Lachens geblieben.
Sie schaute mich an und sagte:
„In deinem Gesicht ist lauter Trauer, deine Augen sind ohne
Glanz und dein Mund ist hart geworden."
„Ich bin in Trauer", sagte ich entschuldigend.
Da sagte die alte Frau:
„Richte in deinem Herzen zwei Kammern ein,
eine für die Freude und eine für die Trauer.
Kommt die Trauer über dich,
dann öffne die Kammer der Trauer.
Kommt aber Freude über dich,
dann öffne die Kammer der Freude."
Und mit einem Lächeln fügte sie bei:
„Den Toten ist wohler in den Kammern
der Freude."
(Charlotte Knöpfli-Widmer)

* * *

154

Freude und Trauer

An einem Tag im Mai trafen sich die Freude und die Trauer an einem See. Sie begrüßten einander, setzten sich an das ruhige Wasser und unterhielten sich.

Die Freude sprach von der Schönheit auf Erden und von dem täglichen Wunder des Lebens im Wald, auf den Hügeln, und von den Liedern, die sie am Morgen und am Abend vernommen hatte. Die Trauer stimmte allem zu, was die Freude gesagt hatte, denn sie wusste von dem Zauber und der Schönheit dieser Stunde. Und sehr beredt berichtete sie vom Mai in den Feldern und auf den Hügeln. Die Freude und die Trauer sprachen lange miteinander. Und sie stimmten in allem überein, was sie sich erzählten.

Da kamen am anderen Ufer des Sees zwei Jäger vorbei. Als sie über das Wasser blickten, fragte einer: „*Wer sind die beiden Gestalten?*" Der andere sprach: „*Sagtest du zwei? Ich sehe nur eine.*" „*Doch, es sind zwei*", meinte der erste Jäger. Der andere entgegnete: „*Da ist nur eine Gestalt. Die andere ist nur das Spiegelbild im Wasser.*"

(Khalil Gibran)

Das Märchen von der traurigen Traurigkeit

Es war eine kleine Frau, die den staubigen Feldweg entlangkam. Sie war wohl schon recht alt, doch ihr Gang war leicht und ihr Lächeln hatte den frischen Glanz eines unbekümmerten Mädchens. Bei einer zusammengekauerten Gestalt blieb sie stehen und sah hinunter. Sie konnte nicht viel erkennen. Das Wesen, das da im Staub des Weges saß, schien fast körperlos. Es erinnerte an eine graue Flanelldecke mit menschlichen Konturen. Die kleine Frau bückte sich ein wenig und fragte: *„Wer bist du?"*

Zwei fast leblose Augen blickten müde auf. *„Ich? Ich bin die Traurigkeit"*, flüsterte die Stimme stockend und so leise, dass sie kaum zu hören war.

„Ach, die Traurigkeit!" rief die kleine Frau erfreut aus, als würde sie eine alte Bekannte begrüßen. *„Du kennst mich?"*, fragte die Traurigkeit misstrauisch. *„Natürlich kenne ich dich! Immer wieder einmal hast du mich ein Stück des Weges begleitet."* *„Ja, aber …"*, argwöhnte die Traurigkeit, *„warum flüchtest du dann nicht vor mir? Hast du denn keine Angst?"*

„Warum sollte ich vor dir davonlaufen, meine Liebe? Du weißt doch selbst nur zu gut, dass du jeden Flüchtigen einholst. Aber, was ich dich fragen will: Warum siehst du so mutlos aus?" *„Ich … ich bin traurig"*, antwortete die graue Gestalt mit brüchiger Stimme.

Die kleine alte Frau setzte sich zu ihr. *„Traurig bist du also"*, sagte sie und nickte verständnisvoll mit dem Kopf. *„Erzähl mir doch, was dich so bedrückt."*

Die Traurigkeit seufzte tief. Sollte ihr diesmal wirklich jemand zuhören wollen? Wie oft hatte sie sich das schon gewünscht. *„Ach, weißt du"*, begann sie zögernd und äußerst verwundert, *„es ist so, dass mich einfach niemand mag. Es ist nun mal meine Bestimmung, unter die Menschen zu gehen und für eine gewisse Zeit bei ihnen zu verweilen. Aber wenn ich zu ihnen komme, schrecken sie zurück. Sie fürchten sich vor mir und meiden mich wie die Pest."*

Die Traurigkeit schluckte schwer. „*Sie haben Sätze erfunden, mit denen sie mich bannen wollen. Sie sagen: Papperlapapp, das Leben ist heiter. Und ihr falsches Lachen führt zu Magenkrämpfen und Atemnot. Sie sagen: Gelobt sei, was hart macht. Und dann bekommen sie Herzschmerzen. Sie sagen: Man muss sich nur zusammenreißen. Und sie spüren das Reißen in den Schultern und im Rücken. Sie sagen: Nur Schwächlinge weinen. Und die aufgestauten Tränen sprengen fast ihre Köpfe. Oder aber sie betäuben sich mit Alkohol und Drogen, damit sie mich nicht fühlen müssen.*"

„*Oh ja*", bestätigte die alte Frau, „*solche Menschen sind mir schon oft begegnet.*"

Die Traurigkeit sank noch ein wenig mehr in sich zusammen. „*Und dabei will ich den Menschen doch nur helfen. Wenn ich ganz nah bei ihnen bin, können sie sich selbst begegnen. Ich helfe ihnen, ein Nest zu bauen, um ihre Wunden zu pflegen. Wer traurig ist, hat eine besonders dünne Haut. Manches Leid bricht wieder auf wie eine schlecht verheilte Wunde, und das tut sehr weh. Aber nur, wer die Trauer zulässt und all die ungeweinten Tränen zulässt, kann seine Wunden wirklich heilen. Doch die Menschen wollen gar nicht, dass ich ihnen dabei helfe. Stattdessen schminken sie sich ein grelles Lachen über ihre Narben. Oder sie legen sich einen dicken Panzer aus Bitterkeit zu.*" Die Traurigkeit schwieg. Ihr Weinen war erst schwach, dann stärker und schließlich ganz verzweifelt.

Die kleine alte Frau nahm die zusammengesunkene Gestalt tröstend in ihre Arme. Wie weich und sanft sie sich anfühlte, dachte sie, und streichelte zärtlich das zitternde Bündel. „*Weine nur, Traurigkeit*", flüsterte sie liebevoll, „*ruh dich aus, damit du wieder Kraft sammeln kannst. Du sollst von nun an nicht mehr allein wandern. Ich werde dich begleiten, damit die Mutlosigkeit nicht noch mehr an Macht gewinnt.*"

Die Traurigkeit hörte auf zu weinen. Sie richtete sich auf und betrachtete erstaunt ihre neue Gefährtin: „*Aber ... aber – wer bist eigentlich du?*"

„*Ich?*", sagte die kleine alte Frau schmunzelnd, und dann lächelte sie wieder so unbekümmert wie ein kleines Mädchen. „*Ich bin die Hoffnung.*"

(Verfasser*in unbekannt)

* * *

Die Brücke der Trauer

Lange stand ich vor der schmalen Holzbrücke, die sich mit ihrem sanften Bogen spiegelte. Es war eine Brücke zum Hin- und Hergehen, hinüber und herüber. Einfach so, des Gehens wegen und der Spiegelungen. Die Trauer ist ein Gang hinüber und herüber. Hinüber, dorthin, wo man mit ihm war. Alle die Jahre des gemeinsamen Lebens. Und dieses Hin- und Hergehen ist wichtig. Denn da ist etwas abgerissen. Die Erinnerung fügt es zusammen, immer wieder. Da ist etwas verloren gegangen. Die Erinnerung sucht es auf und findet es. Da ist etwas von einem selbst weggegangen. Man braucht es. Man geht ihm nach. Man muss es wiedergewinnen, wenn man leben will. Man muss das Land der Vergangenheit erwandern, hin und her, bis der Gang über die Brücke auf einen neuen Weg führt.

(Jörg Zink)

* * *

* * *

Jeder der geht, belehrt uns ein wenig über uns selbst.
Kostbarster Unterricht an den Sterbebetten.
Alle Spiegel so klar
wie ein See nach großem Regen,
ehe der dunstige Tag die Bilder wieder verwischt.
Nur einmal sterben sie für uns, nie wieder.
Was wüssten wir je ohne sie?
Ohne die sicheren Waagen,
auf die wir gelegt sind,
wenn wir verlassen werden.
Diese Waagen,
ohne die nichts sein Gewicht hat.
Wir, deren Worte sich verfehlen, wir vergessen es.
Und sie?
Sie können die Lehre nicht wiederholen.
Dein Tod oder meiner der nächste Unterricht:
So hell, so deutlich, dass es gleich dunkel wird.
(Hilde Domin)

* * *

Man muss den Dingen die eigene stille,
ungestörte Entwicklung lassen,
die tief von innen kommt
und durch nichts gedrängt
oder beschleunigt werden kann.

Alles ist Austragen – und dann Gebären.
Reifen wie der Baum, der seine Säfte nicht drängt
und getrost in den Stürmen des Frühlings steht,
ohne Angst, dass dahinter kein Sommer kommen könnte. Er
kommt doch!

Aber er kommt nur zu den Geduldigen, die da sind,
als ob die Ewigkeit vor ihnen läge,
so sorglos still und weit.

Man muss Geduld haben,
gegen das Ungelöste im Herzen, und versuchen,
die Fragen selbst lieb zu haben,
wie verschlossene Stuben und Bücher,
die in einer sehr fremden Sprache geschrieben sind.
Es handelt sich darum, alles zu leben.
Wenn man die Fragen lebt,
lebt man vielleicht allmählich, ohne es zu merken,
eines fremden Tages in die Antwort hinein.
(Rainer Maria Rilke)

* * *

* * *

Welkes Blatt

Jede Blüte will zur Frucht, jeder Morgen
Abend werden,
Ewiges ist nicht auf Erden als der Wandel,
als die Flucht.

Auch der schönste Sommer will
einmal Herbst und Welke spüren.
Halte, Blatt, geduldig still,
wenn der Wind dich will entführen.

Spiel dein Spiel und wehr dich nicht,
lass es still geschehen.
Lass vom Winde, der dich bricht,
dich nach Hause wehen.
(Hermann Hesse)

* * *

Stufen

Wie jede Blüte welkt und jede Jugend
dem Alter weicht, blüht jede Lebensstufe,
blüht jede Weisheit auch und jede Tugend

zu ihrer Zeit und darf nicht ewig dauern.

Es muss das Herz bei jedem Lebensrufe
bereit zum Abschied sein und Neubeginne,
um sich in Tapferkeit und ohne Trauern
in andre, neue Bindungen zu geben.

Und jedem Anfang wohnt ein Zauber inne,
der uns beschützt und der uns hilft, zu leben.

Wir sollen heiter Raum um Raum durchschreiten,
an keinem wie an einer Heimat hängen,
der Weltgeist will nicht fesseln uns und engen,
er will uns Stuf' um Stufe heben, weiten.

Kaum sind wir heimisch einem Lebenskreise
und traulich eingewohnt, so droht Erschlaffen.
Nur wer bereit zu Aufbruch ist und Reise,
mag lähmender Gewöhnung sich entraffen.

Es wird vielleicht auch noch die Todesstunde
uns neuen Räumen jung entgegensenden.
Des Lebens Ruf an uns wird niemals enden.
Wohlan denn, Herz, nimm Abschied und gesunde!
(Hermann Hesse)

* * *

* * *

Was dann?

Wo wird es bleiben,
was mit dem letzten Hauch entweicht?
Wie Winde werden wir treiben –
vielleicht!?
Werden wir reinigend wehen?
Und kennen jedes Menschen Gesicht.
Und jeder darf durch uns gehen,
erkennt aber uns nicht.

Wir werden drohen und mahnen
als Sturm,
und lenken die Wetterfahnen
auf jedem Turm.

Ach, sehen wir die dann wieder,
die vor uns gestorben sind?
Wir, dann ungreifbarer Wind?
Richten wir auf und nieder
die andern, die nach uns leben?

Wie weit wohl Gottes Gnade reicht,
uns alles zu vergeben?
Vielleicht? – Vielleicht!
(Joachim Ringelnatz)

* * *

* * *

Jeder große Abschied

Jeder große Abschied lässt unser Herz aufmerksamer werden. Es
schaut zurück auf den Weg, den es gegangen ist, und sucht nach
dem Sinn,
den wir unserem Leben geben.
Jeder große Abschied weckt in uns den Wunsch, nicht umsonst
gelebt zu haben, wichtig gewesen zu sein. Nicht für die ganze
Welt, aber doch für die Menschen, die uns lieben und die zu uns
gehören.
Jeder große Abschied verweist uns tröstend auf die alles überwin-
dende Liebe, die unserem Herzen die Gewissheit schenkt, dass
wir einander nicht wirklich verlieren, auch wenn wir uns für immer trennen müssen.
(Irmgard Erath)

* * *

Johannesevangelium 1,5

Gottes Licht scheint in der Dunkelheit. Und so dunkel es auch geworden ist, dieses Licht erlischt nicht.

Gebete

Vater unser im Himmel, geheiligt werde dein Name, dein Reich komme, dein Wille geschehe wie im Himmel, so auch auf Erden. Unser tägliches Brot gib uns heute und vergib uns unsere Schuld, wie auch wir vergeben unseren Schuldigern. Und führe uns nicht in Versuchung, sondern erlöse uns von dem Bösen. Denn dein ist das Reich und die Kraft und die Herrlichkeit in Ewigkeit. Amen.

Lesung aus dem 1. Korintherbrief

Die Liebe ist langmütig, die Liebe ist gütig. Sie ereifert sich nicht, sie prahlt nicht, sie bläht sich nicht auf. Sie handelt nicht ungehörig, sucht nicht ihren Vorteil, lässt sich nicht zum Zorn reizen, trägt das Böse nicht nach. Sie freut sich nicht über das Unrecht, sondern freut sich an der Wahrheit. Sie erträgt alles, glaubt alles, hofft alles, hält allem stand. Die Liebe hört niemals auf. Für jetzt bleiben Glaube, Hoffnung und Liebe, diese drei, aber am größten unter ihnen ist die Liebe.

11. Lesung: Sirach 41,3-4,11

Fürchte dich nicht vor dem Tod, weil er dir auferlegt ist. Denk daran: Vorfahren und Nachkommen trifft es wie dich. Er ist das Los, das allen Sterblichen von Gott bestimmt ist. Was sträubst du dich gegen das Gesetz des Höchsten? Ob tausend Jahre, ob hundert oder zehn, im Totenreich gibt es keine Beschwerde über die Lebensdauer. Ein Hauch ist der Mensch dem Leibe nach, doch der Name des Gläubigen wird nicht getilgt.

14. Lesung: Kohelet 3,1-8

Alles hat seine Stunde. Für jedes Geschehen unter dem Himmel
gibt es eine bestimmte Zeit:
eine Zeit zum Gebären und eine Zeit zum Sterben,
eine Zeit zum Pflanzen und eine Zeit zum Abernten der Pflanzen,
zen,
eine Zeit zum Töten und eine Zeit zum Heilen,
eine Zeit zum Niederreißen und eine Zeit zum Bauen,
eine Zeit zum Weinen und eine Zeit zum Lachen,
eine Zeit für die Klage und eine Zeit für den Tanz;
eine Zeit zum Steinewerfen und eine Zeit zum Steinesammeln,
eine Zeit zum Umarmen und eine Zeit, die Umarmung zu lösen,
eine Zeit zum Suchen und eine Zeit zum Verlieren,
eine Zeit zum Behalten und eine Zeit zum Wegwerfen,
eine Zeit zum Zerreißen und eine Zeit zum Zusammennähen,
eine Zeit zum Schweigen und eine Zeit zum Reden,
eine Zeit zum Lieben und eine Zeit zum Hassen,
eine Zeit für den Krieg und eine Zeit für den Frieden.

Johannes 8,23

Ich bin das Licht der Welt. Wer mir nachfolgt, wird nicht in der
Finsternis umhergehen, sondern wird das Licht des Lebens haben.

Johannes 12,24

Wahrlich, wahrlich, ich sage euch: Wenn das Weizenkorn nicht in
die Erde fällt und stirbt, bleibt es allein; wenn es aber stirbt, bringt
es viel Frucht.

166

4. Mose 6,24-26

Der Herr segne dich und behüte dich, der Herr lasse sein Angesicht leuchten über dir und sei dir gnädig, der Herr hebe sein Angesicht über dich und schenke dir Frieden.

Exodus 23,20

Ich werde einen Engel schicken, der dir vorausgeht. Er soll dich auf dem Weg schützen und dich an den Ort bringen, den ich bestimmt habe. Achte auf ihn und hör auf seine Stimme.

2. Korinther 5,1

Denn wir wissen: Wenn unser irdisches Haus abgebrochen wird, dann haben wir eine Wohnung von Gott, ein nicht von Menschenhand errichtetes ewiges Haus im Himmel.

Psalm 23,1-6

Der Herr ist mein Hirte. Nichts wird mir fehlen. Er lässt mich lagern auf grünen Auen und führt mich zum Ruheplatz am Wasser. Meine Lebenskraft bringt er zurück. Er führt mich auf Pfaden der Gerechtigkeit, getreu seinem Namen. Auch wenn ich gehe im finsteren Tal, ich fürchte kein Unheil; denn du bist bei mir, dein Stock und dein Stab, sie trösten mich. Du deckst mir den Tisch vor den Augen meiner Feinde. Du hast mein Haupt mit Öl gesalbt, übervoll ist mein Becher. Ja, Güte und Huld werden mir folgen mein Leben lang und heimkehren werde ich ins Haus des Herrn für lange Zeiten.

Psalm 34,19

Der Herr ist denen nahe, die verzweifelt sind, und rettet diejenigen, die alle Hoffnung verloren haben.

Psalm 91,11

Gott hat den Engeln gesagt, sie sollen dich behüten auf allen deinen Wegen, dass sie dich auf Händen tragen und deine Füße nicht über Steine stolpern.

Psalm 103,15-17

In seiner Vergänglichkeit gleicht der Mensch dem Gras und einer Blume auf dem Felde. Wo bleibt seine Blüte, wenn der Wind darüber weht? Aber wer zu Gott aufschaut, bleibt unerschütterlich von Ewigkeit zu Ewigkeit in seiner Liebe.

Klagepsalm

Warum nur, warum?
Mein Gott, wenn es dich gibt – wo, wenn überhaupt –,
dann höre meine Klage, meine Anklage:
Warum?
Du hast keine Antwort.
Deine Vertreter auf Erden haben auch keine.
Ich aber klage: Warum?
(Brigitte Enzner-Probst)

* * *

Der Tod ist in unser Leben eingetreten

Herr, unser Gott,
der Tod ist in unser Leben eingetreten.
Wir stehen machtlos an diesem Sarg
und können nichts mehr ändern.
Herr, hilf uns, unsere Trauer auszuhalten.
Unser eigenes Leben ist anders geworden.
Der Tod begegnet uns überall.
Nichts können wir mehr ändern.
Darum kommen wir zu dir:
Verändere uns. Lass uns Vertrauen finden.
Amen.
(Verfasser*in unbekannt)

* * *

Wir treten durch den Schatten bald in ein helles Licht.
Wir treten durch den Vorhang vor Gottes Angesicht.
Wir legen ab die Bürde, das müde Erdenkleid.
Sind fertig mit den Sorgen und mit dem letzten Leid.
Wir treten aus dem Dunkel nun in ein helles Licht.
Warum wirs Sterben nennen? Ich weiß es nicht.
(Dietrich Bonhoeffer)

* * *

* * *

Herr, mach mich zu einem Werkzeug deines Friedens,
dass ich liebe, wo man hasst;
dass ich verzeihe, wo man beleidigt;
dass ich verbinde, wo Streit ist;
dass ich die Wahrheit sage, wo Irrtum ist;
dass ich Glauben bringe, wo Zweifel droht;
dass ich Hoffnung wecke, wo Verzweiflung quält;
dass ich Licht entzünde, wo Finsternis regiert;
dass ich Freude bringe, wo der Kummer wohnt.
Herr, lass mich trachten, nicht, dass ich getröstet werde, sondern
dass ich tröste;
nicht, dass ich verstanden werde,
sondern dass ich verstehe;
nicht, dass ich geliebt werde, sondern dass ich liebe.
Denn wer sich hingibt, der empfängt;
wer sich selbst vergisst, der findet;
wer verzeiht, dem wird verziehen;
und wer stirbt, der erwacht zum ewigen Leben.
(Franz von Assisi)

* * *

Segen der Trauernden

Gesegnet seien alle, die mir jetzt nicht ausweichen. Dankbar bin ich für jeden, der mir einmal zulächelt und mir seine Hand reicht, wenn ich mich verlassen fühle.

Gesegnet seien alle, die mir erlauben, von dem Verstorbenen zu sprechen. Ich möchte meine Erinnerungen nicht totschweigen. Ich suche Menschen, denen ich mitteilen kann, was mich bewegt.

Gesegnet seien alle, die mir zuhören, auch wenn das, was ich zu sagen habe, sehr schwer zu ertragen ist. Gesegnet seien die, die mich immer noch besuchen, obwohl sie Angst haben, etwas Falsches zu sagen.

Gesegnet seien alle, die mich nicht ändern wollen, sondern geduldig so annehmen, wie ich jetzt bin. Gesegnet seien alle, die mich jetzt trösten und mir zusichern, dass Gott mich nicht verlassen hat.

(Marie-Luise Wölfing)

Fürbitten

✝ Für Frau/Herrn X,
die/der uns vorausgegangen ist.
Schenke ihr/ihm durch den Tod
die Befreiung von allen Ängsten,
von allen Nöten.
Lass sie/ihn für alle Zeit bei Dir Licht,
Freude und Frieden finden.

✝ Für alle Menschen, die der/dem Verstorbenen
nahestanden,
die sie/ihn gemocht und geliebt haben
und denen dieser Abschied sehr nahe geht:
Dass sie sich nicht verloren und alleingelassen fühlen und Trost
finden in dem Gedanken,
dass Frau/Herr X auch weiterhin in unseren Herzen weiterleben
wird.

✝ Für alle, die ohne Hoffnung leben,
für alle, die einsam sind,
für alle, die Angst haben
und die ohne Glauben sind:
Lass sie Dich spüren, oh Herr.
Lass sie Verständnis, Zeit und Geduld füreinander aufbringen.

✝ Wir bitten Dich für uns alle,
die wir hier zum Gottesdienst für Frau/Herrn X versammelt
sind:
Gib uns die Kraft und den Mut,
Jesus im Leben,
im Tod und in der Auferstehung, nachzufolgen.

I forgive you / Ich vergebe dir

Ein Lied zur (Selbst-)Vergebung von Karen Taylor-Good

Dieses Lied unterstützt Menschen, denen es nicht mehr möglich ist oder war, vor dem Ableben einen Konflikt zu bereinigen, ein „*Es tut mir leid*", „*Ich vergebe dir*" oder „*Ich vergebe mir*" auszusprechen. Zum englischen Liedtext händige ich gerne die deutsche Übersetzung aus:

Ich bemühe mich um Vergebung,
bemühe mich so sehr,
weil mir auffällt, sie erhellt mein Herz
und auch meine Seele.
Aber da bleibt eine Seele, die ich weiterhin kasteie
mit Scham, Beschuldigung und Heuchelei.
Wie schmerzhaft ist der Preis,
den diese kleine Seele bezahlt!
Von Angesicht zu Angesicht und von Herz zu Herz:
Ich glaube, es ist an der Zeit zu sagen:

Ich vergebe dir! Du hast dein Bestes getan. Ich vergebe dir. Ich erlöse dich von allen Zwängen. Ich nehme dich an als das vollkommene Kind Gottes, das du bist. Ich vergebe dir, mir.

Warum ist es so viel leichter, anderen zu vergeben? Müttern, Vätern, Kindern. Allen anderen, außer mir! Kann ich lernen, mich voll und ganz zu lieben?
Das Gute, das Schlechte, das Coole, das Sonderbare? Werden all die Teile sich zu einem Ganzen fügen, sodass ich mit Liebe in dieses Gesicht schauen kann?

Ich vergebe dir! Du hast dein Bestes getan. Ich vergebe dir. Ich erlöse dich von allen Zwängen. Ich nehme dich an als das vollkommene Kind Gottes, das du bist. Ich vergebe dir, mir.

173

Sollte ich zurückfallen in die unverzeihlichen Gewohnheiten der Vergangenheit, so verspreche ich, dich klar im Spiegel zu sehen:

Ich vergebe dir! Du hast dein Bestes getan. Ich vergebe dir. Ich erlöse dich von allen Zwängen. Ich nehme dich an als das vollkommene Kind Gottes, das du bist. Ich vergebe dir, mir.

Klassische Werke

Johann Sebastian Bach

◊   „Air": 3. Suite für Orchester (D-Dur; BWV 1068), 2.
Satz

◊   Befiehl du deine Wege, aus der Matthäus Passion
BWV 244

◊   Das wohltemperierte Klavier, Prelude und Fuge Nr. 1,
BWV 846

◊   „Largo ma non tanto" / Konzert für 2 Violinen in D-
Moll, BWV 104

Georg Friedrich Händel

◊   Largo, aus der Oper „Xerxes"

Johann Pachelbel

◊   Canon in D

Wolfgang Amadeus Mozart

◊   Ave verum KV 618

◊   Requiem „LACRIMOSA" / Requiem in d-Moll (KV
626) aus dem Jahr 1791

Franz Schubert

◊   Der Lindenbaum „Am Brunnen vor dem Tore"

◊   „Ave Maria" / Ellens Gesang III „Hymne an die Jungfrau", D 839, Op. 52 Nr. 6

Ludwig van Beethoven

◊   Pathétique Piano Sonata No. 8, Opus 13 in c minor

◊   Moonlight Sonata No. 14, Opus 27 No. 2

Edvard Grieg

◊   „Morgenstimmung"

◊ Suite Morgenstimmung (*Allegretto pastorale*) aus Peer Gynt, Suite Nr. 1

Franz Liszt

◊ Liebestraum Nr. 3 in As-Dur

Adorno

◊ „Still" / Aus dem Album „Liebe meines Lebens" (2011)

Volksmusik

◊ „Amoi seg' ma uns wieder" von Andreas Gabalier Aus dem Album „Da komm' ich her" (2009)

Deutsche Lieder

◊ „Das Leben ist schön" von Sarah Connor

◊ „Geboren, um zu leben" von Unheilig

◊ „Abschied nehmen" von Xavier Naidoo

◊ „Der Weg" von Herbert Grönemeyer

Englische Songs

◊ „I will always love you" von Whitney Houston

◊ „The Rose" von Bette Midler

◊ „My Way" von Frank Sinatra

◊ „Candle in the wind" von Elton John

◊ „Fly with me", auch bekannt als „Lenas Song", von Stefan Nilsson

◊ „Gabriellas Song / Wie im Himmel"; gesungen von Britta von Anklang

Das Lied vom Weizenkorn

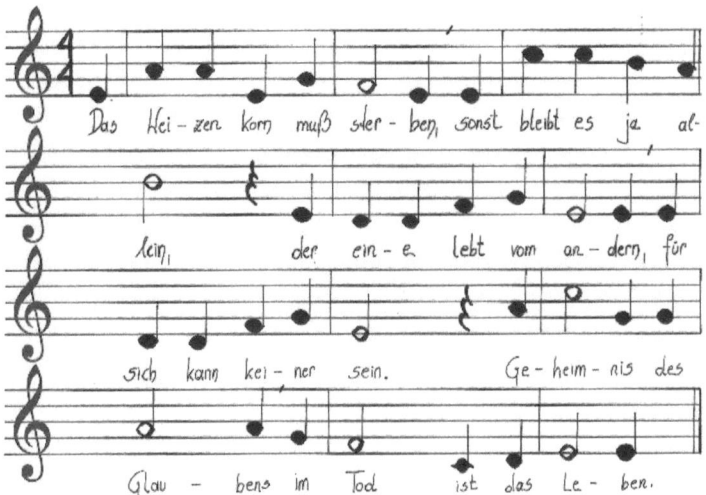

1. Das Weizenkorn muss sterben, sonst bleibt es ja allein. Der
   eine lebt vom andern, für sich kann keiner sein.
   Geheimnis des Glaubens — im Tod ist das Leben.

2. So gab der Herr sein Leben, verschenkte sich wie Brot.
   Wer dieses Brot genommen, verkündet seinen Tod.
   Geheimnis des Glaubens — im Tod ist das Leben.

3. Wer dies Geheimnis feiert, soll selber sein wie Brot.
   So lässt es sich verzehren, von aller Menschennot.
   Geheimnis des Glaubens — im Tod ist das Leben.

4. Als Brot für viele Menschen hat uns der Herr erwählt. Wir
   leben füreinander und nur die Liebe zählt.
   Geheimnis des Glaubens — im Tod ist das Leben.

Der Herr segne dich

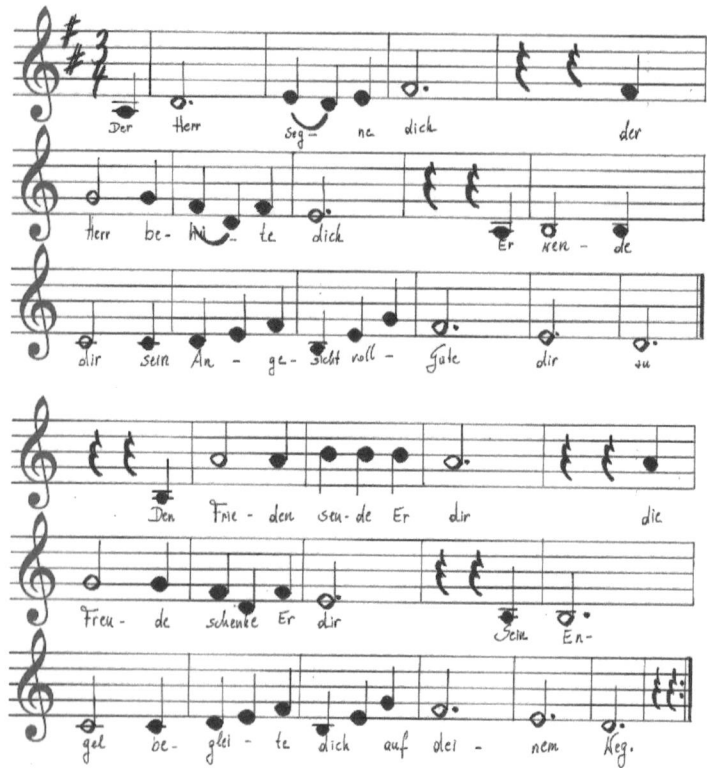

Der Herr segne dich, der Herr behüte dich.
Er wende dir sein Angesicht voll Güte dir zu.
Den Frieden sende Er dir.
Die Freude schenke Er dir.
Sein Engel begleite dich auf deinen Weg.

XIII ACHTUNG KERZENFLAMME!

Die Bedeutung des Brandschutzes wird in geriatrischen Einrichtungen häufig unterschätzt, weshalb es immer wieder zu Brandkatastrophen kommt.

Die traurige Brandchronologie in Pflegeeinrichtungen

Die nachstehenden Berichte von Bränden in Alten- und Pflegeheimen sind nur ein Auszug aus einer Vielzahl an Brandkatastrophen, bei denen hilflose Menschen ihr Leben verloren haben. Betreuende, die diese Dramatik miterleben mussten, weil sie etwa Nachtdienst verrichteten, sind davon zeitlebens geprägt, wenn nicht sogar traumatisiert und arbeitsunfähig.

Im März 1989 verbrannten zwei Frauen in einem Altenheim in St. Stefan ob Leoben. Fünf Menschen erlitten lebensgefährliche Verletzungen. Der Grund für den Brand war eine brennende Osterkerze, die eine betagte Bewohnerin nachts auf das Fensterbrett gestellt hatte.

Eine hochbetagte Altenheimbewohnerin war im April 1991 im Seniorenzentrum St. Corona in Altenmarkt in Niederösterreich mit einer brennenden Zigarette eingeschlafen und an den Brandfolgen verstorben.

Die Kleidung einer anderen Pensionistin fing Feuer, als sie im März 1992 im Landeskrankenhaus Salzburg eine Kerze anzünden wollte.

Der Wiener Tiefenpsychologe Hans Stotzka kam im Juni 1994 bei einem Brand im Seniorenheim Wien-Döbling ums Leben. Er war von einem Feuer, das aus ungeklärter Ursache ausgebrochen war, eingeschlossen.

Im März 2005 hatte eine Bewohnerin eines Welser Altenheimes beim Versuch, eine Zigarette anzuzünden, auch sich selbst angezündet. Die drei Mitarbeitenden des Heimes fanden die Frau lichterloh brennend vor.

Verletzt wurden im Dezember 2006 fünf Heimbewohnende in Wien-Favoriten, weil vergessen wurde, eine Kerze zu löschen.

Ebenfalls im Dezember 2006 verhinderte eine 91-jährige Altenheimbewohnerin einen Brand: Sie warf den brennenden Adventkranz samt Tischdecke über den Balkon hinunter in den Schnee.

In Egg in Vorarlberg verloren im Februar 2008 dreizehn Menschen ihr Leben. Alle Opfer starben an Rauchgasvergiftungen. Vermutlich lösten Zigarettenreste in einem Abfallbehälter die Tragödie aus.

Es liegt daher in der Verantwortung des Personals, alle notwendigen Maßnahmen zur Brandverhütung ernst zu nehmen und konsequent umzusetzen (Mark, o. J., S. 1–2).

Demenzerkrankte können „brandgefährliche Situationen" nicht erkennen

Notwendig ist eine systematische und professionelle Organisation des Brandschutzes. Eine Herausforderung liegt darin, die behördlichen Maßnahmen des Brandschutzes mit dem Wohncharakter einer Betreuungseinheit für Menschen mit Demenz in Einklang zu bringen. Die „Deutsche Expertengruppe Dementenbetreuung" stellt zusätzlich zu den behördlichen Regelungen praxiserprobte Empfehlungen zur Verfügung:

◊ Demenzerkrankte können „brandgefährliche Situationen" nicht erkennen! Es muss bedacht werden, dass an Demenz Erkrankte in gefährlichen Situationen unangemessenes Verhalten zeigen. So könnte es sein, dass sie einen Feueralarm nicht als solchen erkennen und sich beispielsweise verstecken, weil sie glauben, dass es sich um einen Bombenalarm handelt. Die Erkrankten können in der Regel nicht zur Rettung des eigenen Lebens beitragen.

◊ Zudem muss davon ausgegangen werden, dass demenziell Erkrankte zur Brandstelle gehen, entweder aus Neugierde oder weil sie dort viele Menschen, Feuerwehrleute, antreffen.

◊ Offene Flammen in den Zimmern der Bewohnenden sollten grundsätzlich verboten sein.

◊ Wer von den Mitarbeitenden eine Kerze entzündet, ist deren Patin/Pate und demnach für die Gefahrenquelle verantwortlich.

◊ Besondere Vorsicht ist dann geboten, wenn die Personalbesetzung gering ist. Rasch würde sich die Aufmerksamkeit im Hinblick auf die brennenden Kerzen verlieren.

◊ Im Falle von Evakuierungen können die Erkrankten verbalen Anordnungen nicht Folge leisten. Man muss sie „an die Hand nehmen", um sie in Sicherheit zu bringen. In dieser Situation zeigen die an Demenz Erkrankten häufig Widerstand und Aggressionen.

◊ Da etwa 95 % der Brandtoten infolge einer Rauchgasvergiftung und nicht durch das Feuer selbst sterben, sollten die Bewohnenden nicht durch das Personal, sondern durch die Feuerwehr evakuiert werden. Schon nach drei Atemzügen kann der giftige Rauch Bewusstlosigkeit auslösen und nur zehn Atemzüge können tödlich enden, weshalb ein verqualmter Flur zur Todesfalle werden kann.

◊ Um Mitarbeitende der Freiwilligen Feuerwehr mit den an Demenz Erkrankten vertraut zu machen, sollten sie beispielsweise auch zu einem Tag der offenen Tür oder zum Sommerfest eingeladen werden. Werden sie im Falle eines Brandes gerufen, wissen sie Bescheid, dass die Erkrankten zusätzliche und andere Maßnahmen benötigen als orientierte Personen (Deutsche Expertengruppe Dementenbetreuung e.V., 2005, S. 46–49).

◊ Sicherheitshalber werden in einem Zentrum für Betreuung und Pflege die Dochte von Echtwachskerzen abgeschnitten, sodass sie gar nicht erst entflammbar sind.

Brandverhütung ist lebensrettend

Der größte Sicherheitsfaktor, um Brände in Pflegeeinrichtungen zu verhindern, ist der Verzicht auf das Entzünden von Kerzen. Doch kann ein künstliches LED-Licht, selbst dann, wenn es einen Flackereffekt aufweist, niemals die spürbare Wärme, die feierliche Stimmung und das angenehme Licht der Kerzenflamme ersetzen.

◊ Besteht zu Ostern oder zu Weihnachten oder im Rahmen von Trauer- und Abschiedskultur die Möglichkeit, Rituale durchzuführen und dabei Kerzen zu entzünden, muss zuvor unbedingt mit den Brandschutzbeauftragten der jeweiligen Einrichtung über vorbeugende Maßnahmen zur Brandverhütung Rücksprache gehalten werden.

◊ Die Brandschutzordnung ist ein wesentliches Element des Brandschutzes. Sie legt Regeln der Brandverhütung und des Verhaltens im Brandfall fest.

◊ Unabdingbar ist eine flächendeckende Ausstattung mit Brandmeldern und Feuerlöschern geboten. Evakuierungsdecken sollten griffbereit liegen.

◊ Keinesfalls dürfen brennende Kerzen oder glühende Kohlen unbeaufsichtigt bleiben.

◊ Befindet sich nur eine Person im Raum, darf eine Kerze nicht entzündet werden. Zu hoch ist die Gefahr, dass diese Person einschläft und eine Brandentwicklung nicht bemerkt.

◊ Brennbares Material wie Vorhänge, Tischdecken oder sonstiges Dekorationsmaterial muss aus der unmittelbaren Umgebung einer Kerzenflamme entfernt werden.

◊ Statt dünner langer Kerzen sollten dicke kurze Kerzen verwendet werden. Sie haben eine bessere Standfestigkeit.

◊ Befinden sich Kerzen zu Dekorationszwecken in Wohnbereichen für demenzerkrankte Menschen, müssen die Dochte abgeschnitten werden, damit sie nicht angezündet werden können.

◊ Kerzen oder Räucherschalen müssen mittig auf nicht brennbaren Unterlagen, beispielsweise in einer Schale aus Metall, stehen. Wenn eine Kerze umfällt, muss sie zur Gänze und ihrer Länge nach auf der Unterlage Platz finden. Die Schale sollte mit Sand befüllt sein.

◊ Statt Zündhölzer sollten Stabfeuerzeuge zum Anzünden von Kerzen verwendet werden.

◊ So schön auch eine Vielzahl brennender Teelichter bei einer Gedenkfeier ist, rasch könnten sie zu einer einzigen großen und lebensgefährlichen Flamme werden.

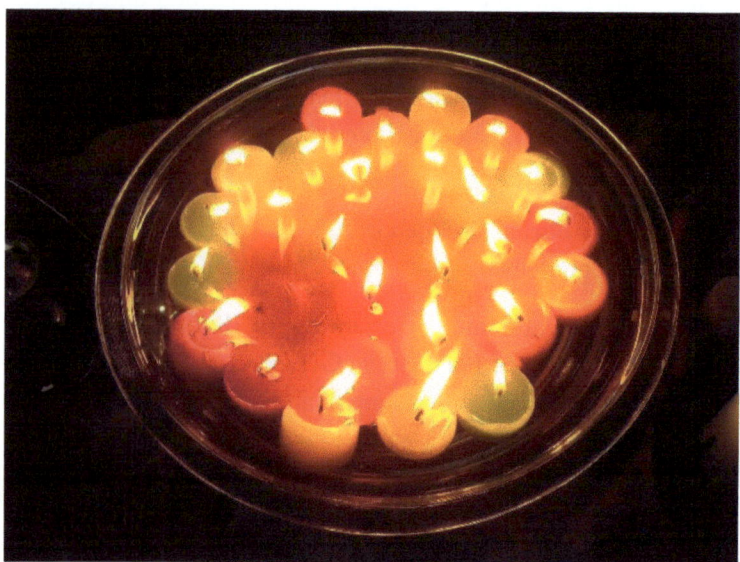

Abbildung 44: Die vielen Kerzen verschmelzen miteinander und könnten bald zu einer großen gefährlichen Flamme werden. Das Entzünden vieler Schwimmkerzen in einer Wasserschale sollte vermieden werden

◊ Empfohlen wird auch ein mit Sand gefülltes Glas, in das die brennende Kerze gestellt wird. Das Glas selbst sollte wiederum auf einer nicht brennbaren großen Unterlage stehen.

◊ Sauerstoffgeräte dürfen sich nicht nahe von warmen oder glimmenden Gegenständen befinden. Sauerstoff selbst ist nicht brennbar, jedoch erhöht sich durch Sauerstoff die Brandgefahr extrem.

◊ Zündhölzer und Feuerzeuge sollten nicht in den Bewohner*innen- oder Krankenzimmern aufbewahrt werden.

◊ Sicherheitshalber soll nach Abschalten des Lichtes der Raum nochmals auf eventuell noch brennende Kerzen oder Teelichter kontrolliert werden.

◊ Nachdem etwa in einem Bewohnerzimmer oder in der Kapelle eines Alten- und Pflegeheimes Kerzen bei einem Ritual entzündet wurden, sollte nach Beendigung des Rituals die Zimmertür geschlossen werden, da diese Tür Brände auf den Entstehungsraum begrenzen kann.

Baberske-Krohs, B. (2008). Diakonische Unternehmenskultur. Handbuch für Führungskräfte. In B. Hofmann (Hrsg.). Stuttgart: Kohlhammer.

BibleServer EU. (2016). Genezis 1,14. Von https://www.bibleserver.com/EU/1.Mose1%2C14 abgerufen

CIC online. (1983). *Codex Iuris Canonici / 1983 deutsch.* Abgerufen am 02. 04 2020 von https://www.codex-iuris-canonici.de/cic83_dt_buch4.htm

Deutsche Bibelgesellschaft. (02. 04 2020). *Deutsche Bibelgesellschaft.* Von https://www.die-bibel.de/ abgerufen

Deutsche Expertengruppe Dementenbetreuung e.V. (01 2005). Umsetzbare Brandschutzmaßnahmen in Altenpflegeeinrichtungen der besonderen Dementenbetreuung. Rieseby. Abgerufen am 2020. 01 25 von https://www.demenz-ded.de/fileadmin/redaktion/demenz-ded.de/Download/Brandschutz.pdf

DGP Sektion Seelsorge. (2018). Spiritual Care und Seelsorge in der Hospiz- und Palliativversorgung. Berlin. Abgerufen am 14. 03 2020 von https://www.dgpalliativmedizin.de/images/stories/pdf/fachkompetenz/Spiritual_Care_Seelsorge_DGP_Endfassung_170915.pdf

DWDS. (o. J.). Der deutsche Wortschatz von 16.00 bis heute. Worterklärung "ätherisch". Abgerufen am 03. 09 2019 von https://www.dwds.de/wb/%C3%A4therisch

Eisenbrand, G., & Schreiner, P. (2006). In R. Eltbogen, *RÖMPP Lexikon Lebensmittelchemie.* Stuttgart: Thieme.

Enzner-Probst, B. (2010). *Trauer leben. Rituale, Segensworte und Gebete.* München: Claudius.

Förster, T. (2003). Victor Turners Ritualtheorie. Basel. Von https://ethnologie.philhist.unibas.ch/fileadmin/user_upl

oad/ethnologie/Dokumente/Forschung_und_Doktorat
/Foerster_-_Victor_Turners_Ritualtheorie.pdf abgerufen

Frankl, V. (1946). *Ärztliche Seelsorge*. Wien: Deuticke.

Frankl, V. (2002). *Was nicht in meinen Büchern steht*. München: Beltz.

Frankl, V. (2006). *Der unbewusste Gott. Psychotherapie und Religion*. München: Deutscher Taschenbuchverlag.

Frankl, V. (2012). *Der Wille zum Sinn*. Bern: Huber.

Freud, A. (1989). *Das Ich und die Abwehrmechanismen*. Frankfurt am Main: Fischer.

Freud, S. (1973). *Sigmund Freud. Darstellungen der Psychoanalyse*. Frankfurt am Main: Fischer.

Gennep, A. (1986). *Übergangsriten (Les rites de passage)*. Frankfurt: Campus.

Katholische Bibelanstalt. (2016). Psalm 141,2. Off 8,3 Einheitsübersetzung. Stuttgart. Von https://www.bibleserver.com/EU/Psalm141 abgerufen

Kirschner, A., Atteneder, M., Schmidhuber, A., Knetsch, S., Farnleitner, A., & Sommer, R. (09 2012). Holy springs and holy water: underestimated sources of illness? *Journal of Water and Health*, S. 349-357, 10(3). Abgerufen am 2020. 01 26 von https://www.ncbi.nlm.nih.gov/pubmed/22960479

Klinik Hirslanden Pflegedienst. (o. J.). Pflege - Sterben - Religion. Mitarbeiterhandbuch für den Umgang mti Sterbenden und Angehörigen aus unterschiedlichen Glaubensrichtungen. Zürich, Schweiz. Abgerufen am 10. 03 2020 von https://www.palliativ-luzern.ch/application/files/7814/8057/8660/Religion_u nd_Spiritual_Care_2012.pdf

Klussmann, R. (2000). *Psychotherapie*. Berlin: Springer.

Kooperation Phytopharmaka. (2020). Bonn. Abgerufen am 22. 01 2020 von http://www.arzneipflanzenlexikon.info/indischer-weihrauch.php

Kurz, W. (1999). Auf der Suche nach Sinn. In W. Kurz, & B. Hadinger, *innvoll leben lernen. Schriftenreihe des Instituts für Logotherapie und Existenzanalyse* (S. 3-42). Tübingen/Wien : Lebenskunst.

Langenscheidt. (2019). Latein-Deutsch Übersetzung für "ritus". Stuttgart. Abgerufen am 03. 01 2020 von https://de.langenscheidt.com/latein-deutsch/ritus

Liebmann-Wurmer, S. (2014). *Die Bedeutung des Scheibens und kreativen Gestaltens für die Entwicklung des Menschen.* Erlangen: FAU University Press.

Lukas, E. (2011). *Der Seele Heimat ist der Sinn. Logotherapie in Gleichnissen von Viktor E. Frankl.* München: Kösel.

Mark, R. (o. J.). Brandschutz in Alten- und Pflegeheimen - nur ein Vorarlberger Problem? Graz. Von https://www.google.at/url?sa=t&rct=j&q=&esrc=s&source=web&cd=1&ved=2ahUKEwiy1LfAnJ_nAhWstYs KHS0pDzUQFjAAegQIARAB&url=https%3A%2F%2F Fwww.bsc-gmbh.at%2Fapp%2Fdownload%2F5788395405%2FArti kel%2BBrandschutz%2Bin%2BAltenheimen%2B-%2BBlaulicht.pdf&usg=AOvVaw3GP7v abgerufen

MedUni Wien. (2012). "Heilige" Quellen und Weihwässer in Österreich sind stark verunreinigt. Wien. Von https://www.meduniwien.ac.at/web/fileadmin/content /presseservice/presseaussendungen/pdf_2016/2013/PA _Qualitaet_heilige_Wasser.pdf abgerufen

Müller, M. (2007). Vom Umgang mit Abschied und Trauer der Fachkräfte. In C. Knipping, *Lehrbuch Palliative Care* (S. 420-424). Bern: Hans Huber Hogrefe AG.

Natürliche aromatische Rohstoffe - Vokabular ISO 9235:2013. (2019). Von https://www.iso.org/obp/ui/#iso:std:iso:9235:ed-2:v1:de abgerufen

Neuberger, J. (1995). *Die Pflege Sterbender unterschiedlicher Glaubensrichtungen.* Berlin: Ullstein Mosby.

Oö LBG. (1985). Gesetz zur Regelung des Leichen- und Bestattungswesens in Oberösterreich (Oö. Leichenbestattungsgesetz 1985): StF: LGBl.Nr. 40/1985 (WV) . Wien, Österreich. Abgerufen am 02. 03 2020 von https://www.ris.bka.gv.at/GeltendeFassung.wxe?Abfrag e=LrOO&Gesetzesnummer=10000224

OÖ. Religionsbeirat. (2017). Glaube und Religion. Gesetzlich anerkannte Religions- und Bekenntnisgemeinschaften in Oberösterreich. Linz, OÖ: Geschäftsstelle des Oö. Religionsbeirats. Abgerufen am 14. 03 2020 von https://www.land-oberoesterreich.gv.at/files/publikationen/Broschuere_R eligion_2017.pdf

Österreichische Bischofskonferenz. (02 2012). Richtlinien für das Begräbnis von Verstorbenen, die aus der römisch-katholischen Kirche ausgetreten sind. Abgerufen am 22. 01 2020 von https://www.bischofskonferenz.at/dl/qNlkJKJKknlkOJ qx4KlJK/Amtsblatt_56.pdf

Price, S., & Price, L. (1999). *Aromatherapie. Praxishandbuch für Pflege- und Gesundheitsberufe.* Bern: Hans Huber.

Samel, G., & Krähmer, B. (2001). *Heilende Energie der ätherischen Öle. Heilessenzen und Aromaöle für Körper und Seele nutzen.* Ullstein: Ludwig.

Schäfer, A., & Wimmer, M. (1998). Zur Aktualität des Ritualbegriffs. In A. Schäfer, & M. Wimmer, *Rituale und Ritualisierungen (Grenzüberschreitungen (1), Band 1).* Opladen: Leske und Budrich.

Schilcher, H., Kammerer, S., & Wegener, T. (2016). *Leitfaden Phytotherapie.* München: Urban & Fischer/Elsevier.

Terhart, F., & Schulze, J. (o. J.). *Weltreligionen. Ursprung - Geschichte - Ausübung - Glaube - Weltbild.* Bath: Parragon Books Ltd.

Theierl, S. (2017). *Aromapflege. Palliative Care für Einsteiger.* Ludwigsburg: Hospiz Verlag.

Turner, V. (1968). *The Drums of Affliction: A Study of Religious Processes among the Ndembu of Zambia*. Oxford: Oxford Clarendon Press.

Turner, V. (1969). *The Ritual Process: Structure and Anti-Structure*. New York: Routledge.

Weiher, E. (2011). *Das Geheimnis des Lebens berühren. Spiritualität bei Krankheit, Sterben, Tod. Eine Grammatik für Helfende* . Stuttgart: Kohlhammer.

WHO. (1990). Abgerufen am 19. 02 2019 von World Health Organization. Cancer pain relief and palliative care. Technical report service no. 804.: http://apps.who.int/iris/bitstream/10665/39524/1/WHO_TRS_804.pdf

Wildt, K., & Gerhards, A. (2016). Das wissenschaftlich-religionspädagogische Lexikon im Internet (WiReLex). *Gottesdienst, katholisch.* Von https://www.bibelwissenschaft.de/fileadmin/buh_bibel modul/media/wirelex/pdf/Gottesdienst_katholisch__20 18-09-20_06_20.pdf abgerufen

Yalom, I. (2005). *Existenzielle Psychotherapie*. New York: Edition Humanistische Psychologie.

Weitere Publikationen der Autorin – Auszug

Demenz: Wissenswertes für Betroffene, Angehörige und Betreuende. 2., erweiterte Auflage
Sabine Wöger
2019, 196 Seiten, Paperback ca. € 19,50, E-Book ca. € 14,99
ISBN 978-3-7481-1105-4

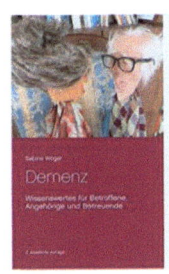

Die Autorin lässt Betroffene und Angehörige von an Demenz erkrankten Menschen zu Wort kommen. Lesende erhalten Einblicke in die Erlebens- und Gefühlswelt der Erkrankten und fachliche Informationen über das Krankheitsbild. Mit der wachsenden Fähigkeit, sich in die Erkrankten einzufühlen, kann ihr Schmerz der sozialen Einsamkeit und ebenso die Angst der Angehörigen, die Person durch geistigen Zerfall zu verlieren, gelindert werden. Ein Plädoyer für die Würde von an Demenz erkrankten Menschen und für den achtsamen Umgang der Betreuenden mit sich selbst.

Altenpflege: wenig Zeit, viel Herz!
Aktuelle Herausforderungen für Pflegepersonen im geriatrischen Langzeitpflegebereich. Literaturanalyse und empirische Erhebungen mit dem Ergebnis eines Seminarkonzeptes für Altenpflegekräfte. Mit einem Geleitwort von Univ. Prof. Dr. Werner Lenz.
Sabine Wöger
2019, 272 Seiten, Paperback ca. € 39,99, E-Book ca. € 14,99
ISBN 978-3-7481-7866-8

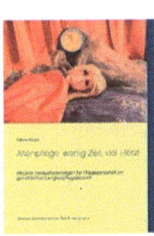

Altenpflegepersonen sind aktuell mit mehrfachen Herausforderungen konfrontiert. Neben demografisch bedingten Entwicklungen im Zusammenhang mit einer alternden Bevölkerung entwickelt sich entlang von Prognosen eine prekäre Personalsituation. Literaturanalyse und empirische Erhebungen zeigen, mit wie viel Engagement und Herz alte Menschen betreut werden. Die Studie resultiert in einem Seminarkonzept mit dem Schwerpunkt ‚Palliative Care für Altenpflegepersonen‘.

Ärztlich assistierter Suizid bei Demenz!?

Eine qualitative und tiefenpsychologisch angeregte Studie mit Zugängen aus den integrativen Gesundheitswissenschaften. Einstellungen zu Demenz und ärztlich assistiertem Suizid bei Demenz vor dem Hintergrund von Biografie und Sozialisation.
Sabine Wöger
2019, 496 Seiten, Paperback ca. € 34,99, E-Book ca. € 15,99
ISBN 978-3-7481-9236-7

Zunehmend ziehen Menschen in der Auseinandersetzung mit dem Krankheitsbild Demenz einen assistierten Suizid in Erwägung. Die Sorge, anderen zur Last zu fallen, dabei einen Verlust der Würde durch kognitive Beeinträchtigung, Pflegebedürftigkeit und Abhängigkeit von Lebensbedingungen und Strukturen zu erleben, sind hauptsächliche Beweggründe. Empirisch untersucht wurde, welche Erfahrungen und Wirklichkeitskonstruktionen jenen Menschen zugrunde liegen, die 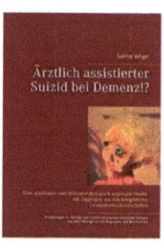 entweder zuversichtlich und vertrauensvoll oder angstvoll in eine von Ungewissheiten geprägte Zukunft blicken, in der sie an einer Demenz erkranken könnten.

Kleine Studienhilfe zum Verfassen wissenschaftlicher Arbeiten: Praxisorientierte Grundlagen

Sabine Wöger
2019, 128 Seiten, Paperback ca. € 14,50, E-Book ca. € 9,99
ISBN 978-3-7494-4752-7

Die ‚Kleine Studienhilfe zum Verfassen wissenschaftlicher Arbeiten' gibt einen einführenden Überblick über die Prinzipien wissenschaftlicher Praxis und vermittelt grundlegendes Wissen zur Planung und Durchführung eines Forschungsprojektes. Die Studienhilfe ist eine Sammlung zentraler Erkenntnisse und Erfahrungen, welche die Autorin im Zuge ihrer eigenen wissenschaftlichen Tätigkeiten und in der Begleitung von Studierenden gewonnen hat. Wissens- und beach- 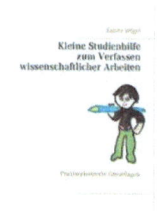 tenswerte Aspekte der jeweiligen Abschnitte einer wissenschaftlichen Arbeit werden erklärt und mit Beispielen anschaulich unterlegt.